HEMR
생체 나이 방정식

35년 노인의학 전문가가 개발하고 소개하는
HEMR 생체 나이 방정식

지은이 | 이창우
일러스트 | 정시은
초판 발행 | 2025년 5월 30일
발행처 | 국민일보
등록 | 제1995-000005
주소 | 서울시 영등포구 여의공원로 101
전화 | 02-781-9870
홈페이지 | www.kmib.co.kr

값 22,000원

ISBN 978-89-7154-371-9

의학박사 이 창 우 지음

35년 노인의학 전문가가
개발하고 소개하는

HEMR
생체 나이 방정식

| 생체 나이를 되돌리는 50개의 건강 지침과 의학적 방법 제시 |

HEMR 네 가지 요소로
생체 나이 · 노화 속도 · 미래의 생체 나이 예측

- **Health Management**
  건강 관리 수준
- **Exercise & Mobility**
  운동 및 신체 활동
- **Mental Well-being**
  정신적 활력
- **Regenerative Potential**
  재생 능력 및 치료 효과

국민일보

HEMR 생체 나이 방정식으로 다시, 젊음.

차 례

서 문 다시 젊어지는, 생체 나이 방정식 — 11

HEMR 생체 나이 방정식

- 생체 나이의 상대성 이론과 노화 조절 방정식 — 16
- 생체 나이의 상대성 이론 방정식 — 21
- HEMR 자가 테스트 — 31

I. 건강 관리 수준 H : Health Management

1. 초고령 사회! 건강이 자본이 되는 시대 — 38
2. 근육이 건강 자본인 이유 — 43
3. 생존 근육, 숨겨져 있는 건강 자본 — 48
4. 내 안에 26명의 전문의가 있다 — 52
5. 호르몬, 내 몸 안에 내분비학 전문의 — 57
6. 모세혈관의 재생, 줄기세포와 수면에 답이 있다 — 62
7. 병은 병을 부르고 약은 약을 부른다 — 67
8. 재채기 한 번에 골절될 수도, 골다공증 — 71
9. 감기와 독감, 노년기에 더욱 중요해지는 예방과 관리 — 76
10. 척추의 중립, 꼿꼿한 노년 인생 — 81
11. 겨울철 노인의 고혈압 관리, 건강한 겨울을 위한 전문 지침 — 86
12. 꼬부랑 휜 허리, 구르마 끌기보다 백팩을 매는 것이 좋다 — 90

차 례

Ⅱ. 운동 및 신체 활동　E : Exercise & Mobility

　　13. 낙상, 한 발 서기 가능하면 넘어지지 않는다　　　96
　　14. 무혈성 괴사, 남성 발병률이 여성보다 4배　　　100
　　15. 퇴행성 고관절염, 가끔 사타구니 쪽이 아프다면　　　104
　　16. 복잡한 어깨 질환, 한눈에 알아보기　　　108
　　17. 예리하고 날카로운 통증, 회전근개 손상　　　112
　　18. 병원에 가야 할까? 말아야 할까? 말도 많은 오십견　　　115
　　19. 급성 어깨 통증, 돌멩이 때문? 석회화성 건염　　　120
　　20. 해결 안 되는 만성 두통, 근골격계 질환일 수도　　　124
　　21. 현대인의 두통, 머리보다 목과 어깨를 먼저 살펴야　　　128
　　22. 거북목, 만만하게 봤다가 온갖 질병 부른다　　　132
　　23. 해답은 척추 자세의 개혁, 경추관 협착증　　　136
　　24. 인공관절 수술, 지금 꼭 해야 할까?　　　140
　　25. 관절 조기 관리는 젊은 노인의 필수　　　145

Ⅲ. 정신적 활력　M : Mental Well-being

　　26. 무릎에 생긴 통증 신호, 치료의 골든타임　　　152
　　27. 건강한 무릎 가진 젊은 노인의 비결　　　156
　　28. 무릎 줄기세포 치료로 젊은 노인을 꿈꾸다　　　160
　　29. 무릎 줄기세포 수술의 오해와 가능성, 제대로 알고 선택하자　　　164
　　30. 허벅지가 남의 살처럼 느껴질 때　　　168
　　31. 젊은 노인의 무릎 건강 체크 리스트　　　172
　　32. 줄기세포의 상대성 원리, 젊음의 비밀　　　176

33. 줄기세포, 항노화의 새로운 패러다임 될 수도 … 181
34. 노화, 피할 수 없는 운명, 늦출 수 있는 선택 … 186
35. 젊은 노인, 적절한 체중과 무릎의 바른 정렬 … 191
36. 발바닥, 인체 공학의 최첨단 … 196

Ⅳ. 재생 능력 및 치료 효과　R : Regenerative Potential

37. 건강한 발, 활기찬 노년을 위한 첫걸음 … 202
38. 손끝에서 피어나는 삶의 정교함, 손목 관절과 젊은 노인의 활력 … 207
39. 손목 관절, 건강한 삶의 지지대 … 212
40. DNA, 생명의 설계도와 건강한 노화의 지혜 … 217
41. 건강하게 사는 해석의 힘 … 221
42. 중성으로 변해가는 노년의 지혜, 부부가 동반자가 되는 시간, 호르몬 … 226
43. 노쇠를 막는 길, 건강한 노년을 위한 작은 실천들 … 231
44. 잠의 십계명, 노화의 속도를 늦추는 힘의 원천 … 235
45. 고통 너머의 의미, 육체와 정신의 통합적 치유 … 239
46. 몸과 마음의 대화, 사촌이 땅을 사면 배가 아프다? … 243
47. 부정적인 마음이 암을 키운다 … 247
48. 줄기세포, 몸속에 숨겨진 다이아몬드 … 252
49. 땀, 건강의 열쇠를 쥐다 … 256
50. 마음의 환경이 만드는 건강과 장수의 비결 … 260

부 록　HEMR 자가 테스트 검사지 … 265

서문

다시 젊어지는, 생체 나이 방정식

나이는 단순한 숫자가 아니다. 사람마다 노화의 속도는 다르고, 같은 연령이라도 삶의 활력과 건강 수준은 천차만별이다. 나이를 되돌릴 수는 없지만, 생체 나이를 이해하고 이를 관리해 나간다면 우리는 지금보다 훨씬 건강하고 활기찬 삶을 살아갈 수 있다.

이 책은 총 50개의 건강 지침을 통해 우리가 흔히 마주하게 되는 노화 관련 질환들과 그 해법을 자세히 소개한다. 정형외과 전문의로서 35년간 노인의학을 연구하고 진료해 온 필자는 이 모든 내용을 하나의 과학적 틀로 정리하고자 HEMR 생체 나이 방정식을 개발하였다. HEMR은 다음의 네 가지 요소로 구성된다.

- H: Health Management (건강 관리)
- E: Exercise & Mobility (운동 및 신체 활동)
- M: Mental Well-being (정신적 활력)
- R: Regenerative Potential (재생 능력 및 치료 효과)

이 네 가지 요소는 단순한 이론이 아니라 실질적으로 우리의 신체와 정신 건강을 구성하고, 노화의 속도에 영향을 주는 핵심 기준이다. HEMR 방정식은 직관적이면서도 체계적인 방식으로 각 개인의 생체 나이와 노화 속도를 예측할 수 있도록 설계되었으며, 이를 바탕으로 자신에게 맞는 건강 계획을 세울 수 있는 근거를 제공한다.

책에 수록된 50개의 칼럼은 각각 다음과 같이 분류된다.
- 건강 관리(H): 12개
- 운동 및 신체 활동(E): 13개
- 정신적 활력(M): 11개
- 재생 능력 및 치료 효과(R): 14개

각 글은 관절염, 심혈관 질환, 무릎과 어깨, 고관절에서 손과 발, 근육과 근감소증, 뇌 건강, 고혈압, 암, 노쇠 등 다양한 질환과 증상들뿐 아니라, 첨단 재생과 관련된 줄기세포와 DNA, 사이코소매틱(psychosomatic), 감정, 태도와 같은 전인적인 건강 문제를 다루며, 그에 대한 의학적 해석과 함께 실제로 실천 가능한 건강 관리법을 안내한다. 이를 통해 독자는 단순히 의학 정보를 넘어서, 삶의 변화를 이끄는 실질적인 실천 방향을 확인하게 된다.

특히 이 책의 부록에는 HEMR 생체 나이 자가 테스트지가 수록되어 있어, 독자는 스스로 자신의 현재 건강 상태를 점검하고, 자신의 노화 속도와 생체 나이, 그리고 미래의 생체 나이를 예측해 볼 수 있다. 이 테스트는 절대적인 지표는 아니지만, 건강한 삶을 위한 방향성을 제시해 주는 유용한 첫걸음이 된다. 테스트 결과를 바탕으로 네 가지 요소 중 어떤 부분이 부족하고 어떤 부분이 잘 관리되고 있는지를 파악할 수 있으며, 이를 기반으로 의료기관의 정밀 검진과 접목할 경우 더욱 정교하고 효과적인 건강 관리가 가능하다.

HEMR 방정식은 단순한 건강 방정식이 아니다. 그것은 '나이 듦'을, 피할 수 없는 쇠퇴가 아닌, 대응 가능하고 관리 가능한 변화로 받아들이게 하는 통합적 프레임이다. 이 책을 통해 독자는 자신의 건강을 객관적으로 이해하고, 더 나은 삶을 향해 능동적으로 계획하고 실천해 나갈 수 있는 힘을 얻게 될 것이다.

'다시, 젊음'이라는 말은 단순한 희망 사항이 아니라, 과학과 실천을 통해 충분히 접근 가능한 목표이다. 이제부터 그 여정을 함께 시작하자.

HEMR 생체 나이 방정식으로 다시, 젊음.

HEMR 생체 나이 방정식

Health Management, 건강 관리
Exercise & Mobility, 운동과 움직임
Mental Well-being, 정신적 활력
Regenerative Potential 재생 능력

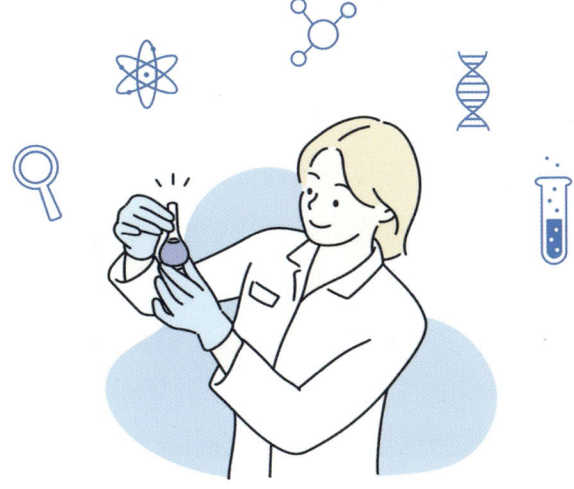

생체 나이의 상대성 이론과
노화 조절 방정식

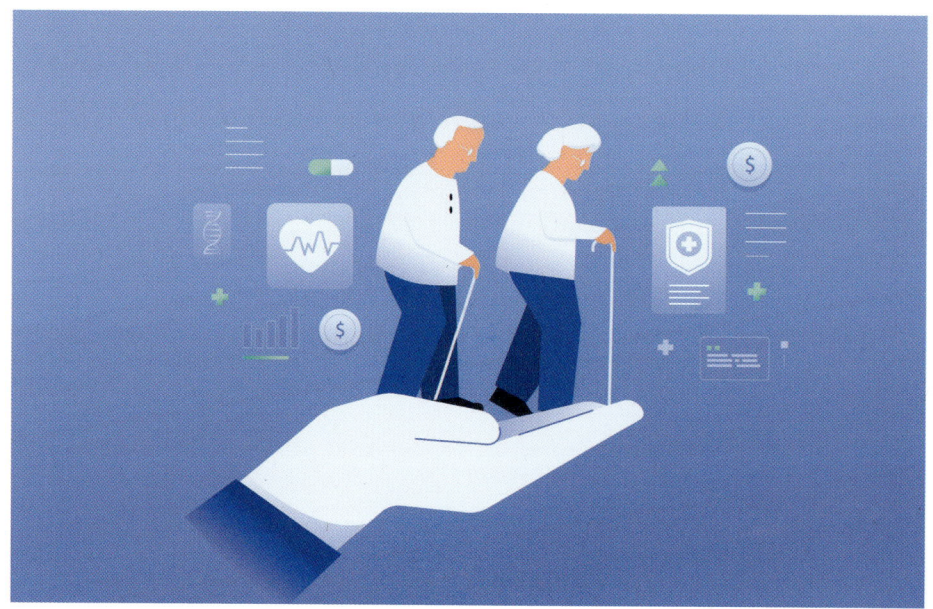

노화는 운명이 아니다

우리는 모두 나이를 먹는다. 60세까지는 대체로 비슷한 속도로 나이가 들지만, 그 이후부터는 개인에 따라 노화의 속도가 크게 달라진다. 어떤 사람은 70세가 되어도 활기찬 삶을 유지하는 반면, 어떤 사람은 같은 나이에 급격히 쇠약해진다. 이런 차이는 단순히 유전이나 운명의 문제가 아니다. 노화의 속도는 우리가 어떤 생활을 하느냐에 따라 조절될 수 있으며, 그것이 바로 생체 나이의 상대성 이론이다.

노화를 조절하는 네 가지 방정식

이 책은 국민일보에서 연재한 '젊은 노인의학' 칼럼을 바탕으로, 노화 속도를 조절할 수 있는 핵심 원리와 실천 방법을 소개한다. 노화는 단순히 시간의 흐름으로 결정되는 것이 아니라, 우리의 선택과 습관에 의해 달라질 수 있다. 이를 보다 체계적으로 분석하기 위해 네 개의 방정식이 만들어졌으며, 이를 활용하면 자신의 노화 속도를 측정하고 건강한 노화를 위한 실천 방법을 찾아갈 수 있다.

첫째, 노화 속도 계수 방정식은 건강 관리, 운동, 정신적 활력, 재생 능력 등을 점수화하여 노화 속도를 결정하는 방정식이다. 생활 습관이 우수할수록 계수가 낮아지며, 그만큼 생체 나이가 젊어진다.

둘째, 생체 나이 방정식은 실제 나이에 노화 속도 계수를 곱하여 현재 신체 상태를 반영한 생체 나이를 계산하는 방정식이다.

셋째, 노화 속도 방정식은 생체 나이를 실제 나이로 나누어, 1년에 실제로 몇 년 만큼 늙어가는지를 보여준다. 예를 들어, 노화 속도가 0.8이라면 1년에 0.8년만 늙는 것이며, 반대로 1.2라면 1년에 1.2년씩 늙어간다.

넷째, 미래 생체 나이 예측 방정식은 현재 생체 나이와 노화 속도를 이용하여 10년 후 자신의 신체 상태를 예측하는 방정식이다.

네 가지 영역을 관리하라

이 네 가지 방정식을 통해 우리는 단순히 나이를 숫자로만 보는 것이 아니라, 얼마나 건강하게 나이를 먹고 있는지를 구체적으로 확인할 수 있다. 이를 효과적으로 활용하기 위해서는 네 가지 주요 영역을 균형 있게 관리해야 한다.

첫째, 건강 관리 수준은 영양, 수면, 질병 예방 등의 전반적인 건강 습관을 포함한다.
둘째, 운동 및 신체 활동은 근력 운동, 유산소 운동, 균형과 유연성을 기르는 활동으로 구성된다.
셋째, 정신적 활력은 스트레스 관리, 사회적 관계 유지, 뇌 건강 관리와 관련된다.
넷째, 재생 능력 및 치료 효과는 줄기세포 치료, 호르몬 조절, 신체 회복력을 높이는 방법들을 포함한다.

나의 생체 나이 계산해 보기

이제 직접 자신의 생체 나이를 계산해 보자.
단, 이 계산은 20세 이후부터 현재까지의 건강 관리 상태와 생활 패턴을 반영해야 한다.
왜 20세 이후부터 계산할까?
그 이유는 20세 이전은 성장과 발달이 완료되지 않은 시기이기 때문이다. 이 시기의 생체적 조건은 대부분 유전적 요인과 환경에 의해 결정되며, 개인의 건강 관리나 생활 습관이 노화 속도에 미치는 영향은 제한적이다. 따라서 생체 나이 평가는 성인이 된 이후, 자신이 스스로 건강을 어떻게 관리해 왔는지를 중심으로 이루어져야 한다.
예를 들어, 실제 나이가 70세인 사람이 있다고 가정해 보자.
이 사람이 오랜 기간 규칙적인 운동, 건강한 식습관, 충분한 수면과 스트레스 관리를 실천해 왔다면, 노화 속도 계수 F가 0.8로 평가될 수 있다. 이때 생체 나이는 다음과 같이 계산된다.

생체 나이 B = 20 + (70 − 20) × 0.8 = 20 + 40 = 60세

즉, 신체 상태는 실제보다 10세 더 젊은 것으로 해석된다.

반대로 건강 관리가 미흡하고 만성 질환 관리에 소홀했으며 스트레스가 지속되었다면, 노화 속도 계수 F는 1.2로 나타날 수 있다.

생체 나이 B = 20 + (70 − 20) × 1.2 = 20 + 60 = 80세

이 경우는 실제보다 신체적으로 10세 더 늙은 상태라는 의미다.

이처럼 동일한 실제 나이라도, 개인의 건강 습관에 따라 생체 나이는 20년 이상 차이가 날 수 있다. 이는 단순한 이론이 아니라, 객관적인 건강 상태를 수치화하고 예측할 수 있는 과학적 방식으로 설명된 결과이다. 결국, 어떻게 살아왔는지가 얼마나 늙었는가를 결정한다는 사실을 이 방정식은 명확하게 보여준다.

노화 속도를 결정하는 가장 중요한 시기

노화 속도를 결정짓는 핵심 시기는 30대 이후이다. 흔히 60세 이후부터 건강을 챙겨야 한다고 생각하기 쉽지만, 노화는 이미 30대부터 서서히 진행되며, 이 시기가 바로 노화를 예방할 수 있는 결정적인 시점이다. 젊은 시절부터 건강 관리를 꾸준히 실천한 사람은 노화 속도를 효과적으로 늦출 수 있지만, 이를 방치한 경우에는 60세 이후 회복이 어렵고, 건강 수명 역시 급격히 단축된다.

따라서 이 책은 단순히 노년을 준비하는 책이 아니라, 젊은 노인이 되기 위한 전략과 실천 지침을 담은 안내서이다.

건강한 노년을 위한 선택

이 책은 단순한 건강관리 지침을 넘어, 초고령 사회를 살아가는 우리가 어떻게 '건강 자본'을 축적하고, 노화 속도를 조절하며, 건강한 삶을 지속할 수 있는지를 다룬다. 근육, 호르몬, 모세혈관, 줄기세포의 생리적 역할을 이해하고, 우리 몸을 최적의 상태로 유지하는 방법을 제시한다. 또한 병원을 단순한 치료의 공간이 아닌, 예방적 건강관리의 조력자로 활용하는 전략도 함께 제안한다.

당신은 어떤 삶을 선택할 것인가

이 책의 원리를 이해하고 실천하는 사람은 60세 이후에도 0.8배의 속도로 노화가 진행되며, 더 젊고 활력 있는 삶을 누릴 수 있다. 반면 이를 무시하거나 간과한다면, 1.2배 혹은 1.5배의 속도로 빠르게 노화가 진행될 수 있다.

중요한 것은 단순히 수명을 늘리는 것이 아니라, 어떤 질의 삶을 살 것인가에 대한 선택이다. 30대 이후부터 준비된 사람과 그렇지 않은 사람의 60세 이후 삶의 질은 분명하게 달라진다.

건강한 삶을 유지할 것인지, 혹은 무방비하게 노화를 맞이할 것인지는 각자의 선택에 달려 있다. 우리에게 주어진 시간은 같지만, 그 속도를 조절할 수 있는 열쇠는 우리 자신에게 있다.

지금, 자신의 생체 나이를 계산해 보고 더 젊고 건강한 미래를 준비해 보자.

생체 나이의 상대성 이론 방정식
생체 나이 방정식이 탄생한 배경

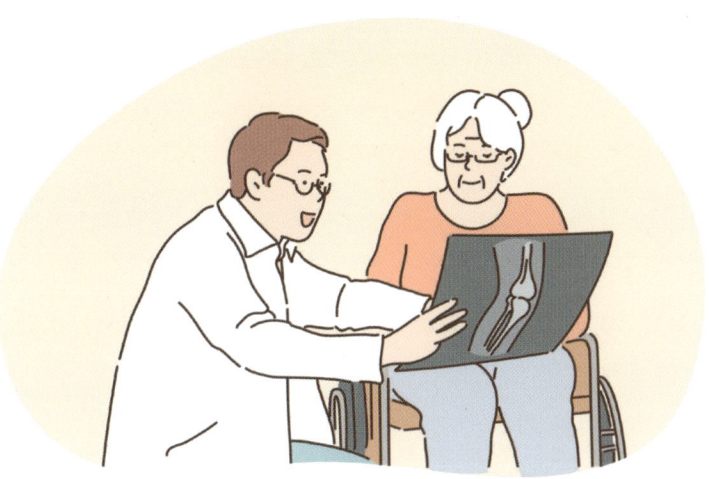

이 방정식이 의미하는 것은 무엇인가?

- 노화 속도 계수(F): Factor, 건강 관리 수준에 따라 달라지는 노화 속도 조절 변수
- 생체 나이(B): Biological Age, 실제 신체 연령을 나타냄
- 노화 속도(A): Aging Speed, 나이에 비해 더 빠르게 또는 천천히 늙어가는지를 보여줌
- 미래 예측 나이(Bf): Biological Future Age, 앞으로 몇 년 후 신체 상태가 어떻게 될지를 예측함

기존 생체 나이 측정법과 다른 HEMR 방정식

현재에는 이미 여러 생체 나이 측정 방법들이 존재한다. 각 방법은 노화 속도를 추정하거나 생물학적 나이를 예측하는 데 사용된다. 가장 널리 알려진 방법들로는 에피제네틱 시계(Epigenetic Clock), 텔로미어 길이 측정, 심박수 변동성(HRV), 혈액 검사 등을 들 수 있다.

① 에피제네틱 시계 (Epigenetic Clock)

에피제네틱 시계는 DNA 메틸화 수준을 분석하여 생물학적 나이를 예측하는 방법이다. 이 방식은 특히 정밀하지만, 고가의 유전자 분석이 필요하고, 일반 대중이 쉽게 접근할 수 없다는 단점이 있다. 또한, 신뢰도나 정확도 측면에서 여전히 논란이 있는 부분도 존재한다.

② 텔로미어 길이 측정

텔로미어는 세포 분열 시 점차적으로 짧아지며, 텔로미어 길이를 측정하여 노화의 정도를 파악하는 방법이다. 하지만 이 방법은 노화와 건강 상태를 정확하게 예측하는 데 한계가 있으며, 환경적 요소나 개인의 생활 습관 등이 길이에 영향을 미치기 때문에 예측의 정확성에 다소의 불확실성이 존재한다.

③ 심박수 변동성 (HRV)

심박수 변동성은 자율 신경계의 균형 상태를 반영하는 지표로, 노화와 관련이 있다. 높은 HRV는 더 건강하고 젊은 상태를 의미하지만, 이 방법도 개인의 건강 상태와 스트레스 수준에 따라 크게 달라질 수 있다. 또한, HRV를 측정하려면 특수한 장비나 장기적인 측정이 필요할 수 있다.

이 외에도 혈액 검사, 호르몬 수치 측정, 체성분 분석 등 다양한 방법들이 있지만, 대체로 고비용, 고기술, 특정 장비의 사용 등이 필요하기 때문에 일반 대중이 일상적으로 접근하기 어려운 점이 있다. 이 방정식을 참조해서 일반 검사들을 병행한다면 더 바람직할 것이다.

H.E.M.R 방정식의 차별화된 특징

반면, H.E.M.R 방정식은 이러한 기존의 생체 나이 측정 방법들과는 차별화된 접근을 제공한다. H.E.M.R은 누구나 손쉽게 접근할 수 있는 자가 설문 테스트를 통해 건강 관리, 운동 및 신체 활동, 정신적 활력, 재생 능력의 네 가지 중요한 요소를 측정하고, 이를 바탕으로 노화 속도를 예측할 수 있는 방정식이다.

① 직관적인 설계

H.E.M.R 방정식은 누구나 이해하고 쉽게 사용할 수 있도록 설계되었다. 사용자는 자가 설문지를 작성하고, 그에 대한 답을 바탕으로 자신의 노화 속도, 현재의 생체 나이, 그리고 미래의 생체 나이를 예측할 수 있다. 복잡한 기기나 고비용의 검사를 요구하지 않으며, 온라인이나 스마트폰을 통해 누구나 간편하게 사용할 수 있는 장점이 있다.

② 실용적인 예측

기존의 고급 생체 나이 측정법들이 고비용과 전문적인 지식을 필요로 한다면, H.E.M.R 방정식은 자기 관리와 실천 가능한 건강 변화를 기반으로 노화 속도와 미래의 생체 나이를 예측할 수 있게 한다. 이로써 사용자는 현재 상태와 미래 예측을 바탕으로 노화 과정을 직접 조절하고, 건강한 노후를 준비할 수 있다.

③ 과학적 근거에 입각한 설계

H.E.M.R 방정식은 단순히 설문을 기반으로 한 예측이 아니라, 건강 관리(H), 운동(E), 정신적 활력(M), 재생 능력(R) 네 가지 주요 요소에 대한 과학적 근거를 기반으로 설계되었다. 이를 통해 건강을 유지하고, 노화 과정을 늦출 수 있는 구체적인 지침을 제시한다.

기존의 생체 나이 측정 방법들은 고가의 장비나 유전자 분석을 요구하는 복잡한 방식이 많았다. 반면, H.E.M.R 방정식은 누구나 쉽게 접근할 수 있는 자가 설문 테스트를 통해 실용적인 예측과 개인의 노화 과정 조절을 가능하게 한다. 또한, 각자의 건강 관리 수준을 정량적으로 측정하고, 이를 바탕으로 실제적인 개선 방안을 제시하여 건강한 노화를 위한 실천적인 도구로 활용될 수 있다.

HEMR 네 가지 방정식

1. 노화 속도 계수 방정식

$$F = 1.5 - (H + E + M + R) \div 250 \times 0.8$$

- F: 노화 속도 계수
- H: 건강 관리 수준
- E: 운동 및 신체 활동
- M: 정신적 활력
- R: 재생 능력 및 치료 효과

방정식에 사용된 1.5와 0.8은 HEMR 방정식을 통한 평균 노화 속도를 설정한 기준값이다. 1.5는 매년 1.5세씩 생체 나이가 증가하는 노화가 빠른 경우를, 0.8은 매년 0.8세씩 증가하는 느린 노화를 의미한다. 이 값은 저자의 오랜 노인의학 임상 경험과 연구를 바탕으로 설정되었다.

저자는 수많은 임상 사례에서, 생체 나이가 실제 나이보다 빠르게 증가하는 사람들의 경우 평균적으로 매년 1.5세의 속도로 노화가 진행된다는 사실을 발견했다. 이는 유전적 요인, 생활 습관, 환경적 요인 등 다양한 요소의 영향을 받는다. 반면, 건강관리가 잘 이루어진 사람들은 매년 약 0.8세의 속도로 생체 나이가 증가했다.

HEMR 방정식의 핵심은 개인이 조절 가능한 요인(H, E, M, R)을 통해 노화 속도를 평가하고 개선할 수 있다는 점이다. 단순히 생물학적 노화를 반영하는 것이 아니라, 개인의 건강관리와 생활 습관 변화에 따라 조절 가능한 노화 속도를 반영한 모델이다.

2. 생체 나이 계산 방정식

생체 나이를 계산할 때는 중요한 조건이 있다. 20세 이전은 생체 나이 계산에서 제외된다는 것이다. 20세까지는 성장 단계로, 개인의 건강관리보다는 선천적 요인이 더 큰 영향을 미치기 때문이다.

따라서 HEMR 점수를 계산할 때도 20세 이후부터 현재까지의 자기관리 상태를 기준으로 평가해야 하며, 생체 나이도 20세를 기준점으로 설정한다.

현재 생체 나이 방정식

$Bp = 20 + (C - 20) \times F$

- Bp: 생체 나이
- C: 실제 나이
- F: 노화 속도 계수

이 방식은 의료 현장에서의 경험과 과학적 모델링을 통해 도출된 것으로, 과도한 예측 오차를 줄이고 실질적 신뢰성을 높이기 위한 접근이다.

3. 미래 생체 나이 예측 방정식

$Bf = Bp + T1 \times F1 + T2 \times F2 + \cdots + Tn \times Fn$

- Bf: 미래 생체 나이
- Bp: 현재 생체 나이
- T: 경과 시간(예: 10년 후 → T = 10)
- F: 노화 속도 계수(노화 속도 계수는 자기 관리에 따라 달라질 수 있다. F가 10년 후에 동일하지 않고, 본인의 노력 여하에 따라 노화 속도가 달라질 수 있기 때문에, F가 새로운 F1, F2, F3로 변해 긍정적으로 자기 개발을 할 수 있는 모티브가 될 수 있다. 최소 10년에 한 번 정도 테스트를 해 보는 것이 유익하다.)

방정식 활용 예시

당신이 70세라고 가정해 본다.

1. 노화 속도 계수 계산

- 건강관리 수준이 높고 운동을 꾸준히 한다면, HEMR 점수 합이 200점일 수 있다.
  - → $F = 1.5 - (200 \div 250 \times 0.8) = 0.86$

2. 생체 나이 계산

- $Bp = 20 + (70 - 20) \times 0.86 = 20 + 50 \times 0.86 = 63.0$
  - → 실제 나이는 70세지만, 생체 나이는 63세로 7년 더 젊다.
- 반대로 건강관리가 부족해 HEMR 점수 합이 100점이라면:
  - → $F = 1.5 - (100 \div 250 \times 0.8) = 1.18$
  - → $Bp = 20 + (70 - 20) \times 1.18 = 20 + 50 \times 1.18 = 79.0$
  - → 생체 나이는 79세, 실제 나이보다 9년 더 늙은 상태이다.

3. 미래 생체 나이 예측

- 현재 생체 나이 63세, 노화 속도 0.86, 10년 후 예측:
  - → $Bf = 63.0 + (10 \times 0.86) = 71.6$세, 실제 나이=80세
- 현재 생체 나이 79세, 노화 속도 1.18, 10년 후 예측:
  - → $Bf = 79.0 + (10 \times 1.18) = 90.8$세, 실제 나이=80세

이 방정식이 주는 의미

HEMR 방정식은 단순히 나이를 시간의 흐름으로 계산하지 않고, 개인의 건강 관리와 생활 습관이 실제 노화 속도에 어떤 영향을 미치는지를 수치화하는 도구이다. 이 방정식을 통해 우리는 실제 나이보다 더 젊게 살 수도 있고, 반대로 더 빠르게 노화가 진행될 수도 있다는 사실을 이해할 수 있다.

우리는 일반적으로 매년 1살씩 늙는다고 생각하지만, HEMR 방정식은 이를 더 정밀하게 분석한다. 생활 습관이 우수한 경우, 생체 나이는 매년 0.8세만큼 증가할 수 있으며, 반대로 건강관리가 부족한 경우에는 1.5세의 속도로 생체 나이가 빨라질 수도 있다.

이처럼 노화 속도는 일정 부분 조절 가능한 변수이며, HEMR의 각 항목은 그것을 구체적으로 반영한다.

- **H(건강 관리)**: 질병 예방과 치료에 대한 적극성과 생활 습관 전반
- **E(운동 및 신체 활동)**: 신체 활동의 빈도, 강도, 지속성
- **M(정신적 활력)**: 스트레스 관리, 정서 안정성, 사회적 연결
- **R(재생 능력 및 치료 효과)**: 신체의 회복력과 치료 반응성

이 네 항목을 통해 산출된 노화 속도 계수(F)는 개인의 건강 상태를 반영하며, 이후 생체 나이 및 미래 예측에 활용될 수 있으며, 자신의 노력에 따라 노화 속도 계수도 달라질 수 있다.

방정식에 사용된 1.5와 0.8은 저자의 노인의학 임상 경험과 연구에 기반한 평균값이다. 이 수치는 일반적인 노화 속도의 상한과 하한을 설정함으로써, 각 개인의 상태를 보다 객관적으로 비교하고 평가할 수 있게 한다.

한 가지 유념해야 할 문제가 있다. 현재 암과 같은 지병이 있는 사람은 생체 노화 속도가 그 지병 자체를 바꿀 수는 없지만, 그 지병 상태에서의 향방에 영향을 줄 수 있으므로 긍정적으로 노력하는 것이 도움이 된다.

방정식을 통해 얻을 수 있는 통찰

① 나이는 단순한 숫자가 아니다.
실제 나이와 생체 나이는 다를 수 있으며, 이는 자신의 건강관리 수준에 따라 달라진다.
② 노화 속도는 조절 가능하다.
우리는 나이를 거스를 수는 없지만, 노화가 진행되는 속도는 늦출 수 있다.
③ 자신의 취약 영역을 파악할 수 있다.
HEMR 점수의 항목별 분석을 통해, 현재 건강에서 가장 보완이 필요한 요소가 무엇인지 구체적으로 진단할 수 있다.
④ 현재 상태가 미래를 결정한다.
이 방정식을 통해 산출된 현재 생체 나이(Bp)는 단지 지금의 상태를 반영할 뿐만 아니라, 앞으로의 10년, 20년을 어떻게 살아갈지에 대한 예측 도구가 된다.

유의할 점

간혹 노화 속도 계수(F)가 0.8 이하로 매우 낮거나, 1.2 이상으로 높게 나오는 경우가 있을 수 있다. 이러한 수치는 최근 수년 간의 생활 습관이 반영된 결과일 가능성이 높기 때문에, 전 생애의 노화 속도를 대표한다고 단정

지어서는 안 된다.

따라서 F값을 전체적인 경향을 파악하는 지표로 해석하되, 지나친 낙관이나 비관은 피하고, 현재의 건강 상태를 객관적으로 진단하는 기회로 삼는 것이 바람직하다.

HEMR 방정식은 단순한 계산법이 아니라, 개인의 건강을 과학적으로 돌아보고 실질적인 행동 변화를 유도하기 위한 도구이다.

지금, 생체 나이를 계산해 보자

지금의 당신이 어떤 상태에 있는지를 아는 것이야말로, 더 젊고 건강한 미래를 준비하는 첫걸음이다. 이 방정식을 통해 자신의 건강 상태를 과학적으로 점검하고, 지금부터 변화된 삶을 설계해 보자.

HEMR 자가 테스트

이 테스트는 건강 관리 수준(H), 운동 및 신체 활동(E), 정신적 활력(M), 재생 능력 및 치료 효과(R)의 4개 영역에서 총 50개의 질문을 통해 노화 속도를 평가하는 도구입니다.

과학적 연구와 신뢰할 수 있는 데이터에 기반하여 개발되었으며, 점수를 통해 자신의 생체 나이(B), 노화 속도(A), 미래 예측 나이(Bf)를 계산할 수 있습니다. 실제 자가 테스트를 원하면, 책의 마지막에 부록을 이용하면 됩니다.

설문 진행 방법

- 각 질문에 대해 1점(전혀 아니다) ~ 5점(항상 그렇다) 중 하나를 선택하세요.
- 모든 질문을 완료한 후 점수를 합산하여 방정식에 적용하세요.

Ⅰ. 건강 관리 수준 (H: Health Management)

1. 균형 잡힌 식단을 유지하며, 매일 일정량의 단백질을 섭취하려 노력한다.
2. 신선한 채소와 과일을 자주 섭취하고, 가공식품의 소비를 최소화한다.
3. 건강 검진을 주기적으로 받고, 결과에 따라 필요한 건강 관리 조치를 취한다.
4. 혈압과 혈당을 정기적으로 측정하고, 정상 범위를 유지하기 위한 방법을 실천한다.
5. 하루에 2리터 이상의 물을 마셔 체내 수분 균형을 유지한다.
6. 염분 섭취를 조절하고, 나트륨을 제한하는 식단을 따른다.
7. 과도한 음주나 흡연을 피하고 건강한 생활 습관을 유지한다.
8. 장 건강을 위해 식이섬유와 유산균이 풍부한 음식을 자주 섭취한다.
9. 건강한 체중을 유지하며, 비만 예방과 관리를 위해 꾸준히 노력한다.
10. 피부 건강을 위해 충분한 수분을 섭취하고, 자외선 차단제를 사용한다.
11. 규칙적인 수면 패턴을 유지하며, 아침에 일어났을 때 상쾌함을 느낀다.
12. 면역력 강화를 위해 비타민과 미네랄을 적절히 보충한다.

Ⅱ. 운동 및 신체 활동 (E: Exercise & Mobility)

13. 일주일에 최소 3번, 30분 이상 약간 땀이 나는 운동을 한다.
14. 근육 강화를 위해 주 2회 이상 근력 운동을 한다.
15. 계단을 자주 이용하고, 걷기와 같은 활동적인 습관을 실천한다.
16. 균형 감각을 향상시키기 위해 요가나 필라테스를 진행한다.
17. 유연성을 유지하기 위해 매일 스트레칭을 실천한다.
18. 하루에 8,000보 이상 걷기를 목표로 한다.
19. 올바른 자세를 유지하여 척추와 관절 건강을 지킨다.
20. 오랜 시간 앉아 있는 동안 정기적으로 일어나 움직이려고 한다.
21. 고강도 운동을 일주일에 한 번 이상 실천하여 심박수를 올린다.
22. 운동 후, 피로 회복이 빠르며, 컨디션이 빠르게 회복된다.
23. 근육량 감소를 방지하기 위해 단백질 섭취와 운동을 병행한다.
24. 신체 활동을 즐기며, 가벼운 운동이라도 꾸준히 실천한다.

Ⅲ. 정신적 활력 (M: Mental Well-being)

25. 긍정적인 기분을 유지하려 노력하며, 하루 중 행복감을 자주 느낀다.
26. 스트레스 상황에서도 차분함을 유지하며, 마음을 진정시키는 방법을 실천한다.
27. 새로운 경험과 취미를 시도하는 것을 즐기며, 도전적인 활동에 열정을 느낀다.
28. 사회적 관계를 유지하고, 가족, 친구와 자주 대화하며, 소통한다.
29. 기도, 명상, 심호흡 등의 활동을 통해 정신적인 안정을 찾는다.
30. 우울감이나 불안감이 자주 발생하지 않으며, 평소 긍정적인 마음가짐을 유지한다.
31. 어려운 상황에서도 정신적으로 회복할 수 있는 능력이 뛰어나다.
32. 두뇌 활동을 위한 책 읽기나 문제 해결 등을 꾸준히 실천한다.
33. 과거의 후회보다는 현재와 미래에 집중하려고 한다.
34. 일상에서 작은 행복을 느끼고, 감사하는 마음을 자주 실천한다.
35. 정신 건강을 위해 전문가의 상담이나 치료를 고려할 수 있다.
36. 수면의 질이 좋으며, 아침에 일어났을 때 기분이 상쾌하다.

Ⅳ. 재생 능력 및 치료 효과 (R: Regenerative Potential)

37. 상처가 나면 빠르게 회복되며, 피부 재생이 빠르다.
38. 감기에 잘 걸리지 않으며, 면역 체계가 튼튼하다고 느낀다.
39. 피부가 탄력 있고 주름이 쉽게 생기지 않는다.
40. 손톱과 머리카락이 건강하게 자라며, 빠르게 회복된다.
41. 관절 통증이나 근육통이 적고, 운동 후 신체 회복이 빠르다.
42. 새로운 건강 관리 기술이나 치료 방법에 관심이 많다.
43. 노화 방지를 위해 녹황색 채소, 나물, 야채를 자주 섭취한다.
44. 만성 질환이 없거나, 철저히 관리하고 있다.
45. 혈관 질환의 예방을 위해 처방약 또는 영양제를 복용한다.
46. 손발의 혈액순환이 원활하고, 차가워지지 않는다.
47. 피로 회복이 빠르며, 활력이 넘친다고 느낀다.
48. 정기적인 건강 체크업을 통해 건강 상태를 점검한다.
49. 수술 후 빠르게 회복되며, 염증 반응이 적다.
50. 맞춤형 건강 관리나 치료 방법에 대해 적극적으로 찾아보고 실천하려 한다.

Ⅰ. 건강 관리 수준

건강 관리의 10가지 기본 지침

HEMR 생체 나이 방정식에서 'H'는 바로 건강 관리(Health Management)를 의미한다. 이는 생체 나이를 젊게 유지하고 노화를 늦추는 데 필수적인 부분으로, 건강 관리의 수준을 높이는 데 중요한 역할을 한다. 'H'를 높이기 위해서는 10가지 기본적인 건강 지침을 실천하는 것이 핵심이다. 이 10가지 지침은 누구나 쉽게 따라 할 수 있으며, 건강을 유지하고 향상시키는 데 큰 도움이 된다.

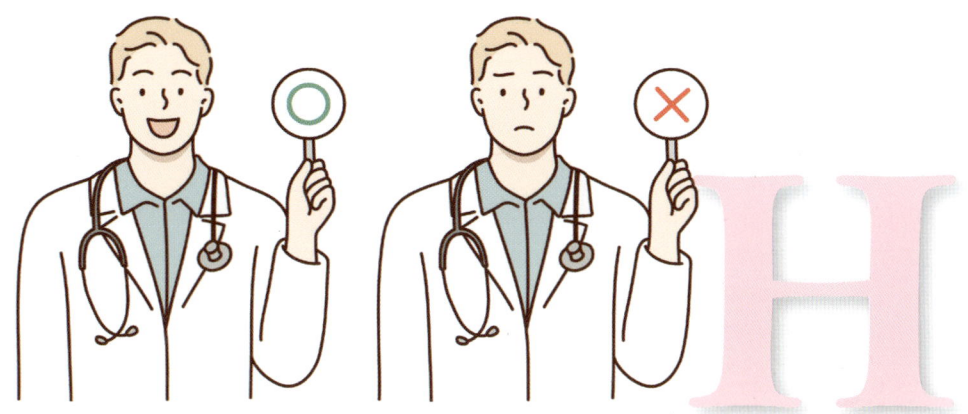

Health Management

이 책에서는 'H 방정식'의 핵심인 건강 관리 지침을 소개한다. 그 중에서도 가장 중요한 10가지 건강 관리 지침을 통해, 독자들은 보다 젊고 건강한 삶을 살아갈 수 있을 것이다. 물론 이 10가지 지침이 모든 건강 문제를 해결해 주지는 않지만, 건강한 노화를 위한 강력한 기초가 될 것이다. 이 지침들을 꾸준히 실천하면, 자연스럽게 'Health Management'의 점수가 높아져 건강한 노화 조절에 큰 도움을 줄 수 있다.

1

초고령 사회! 건강이 자본이 되는 시대

건강이 최고의 자산이다

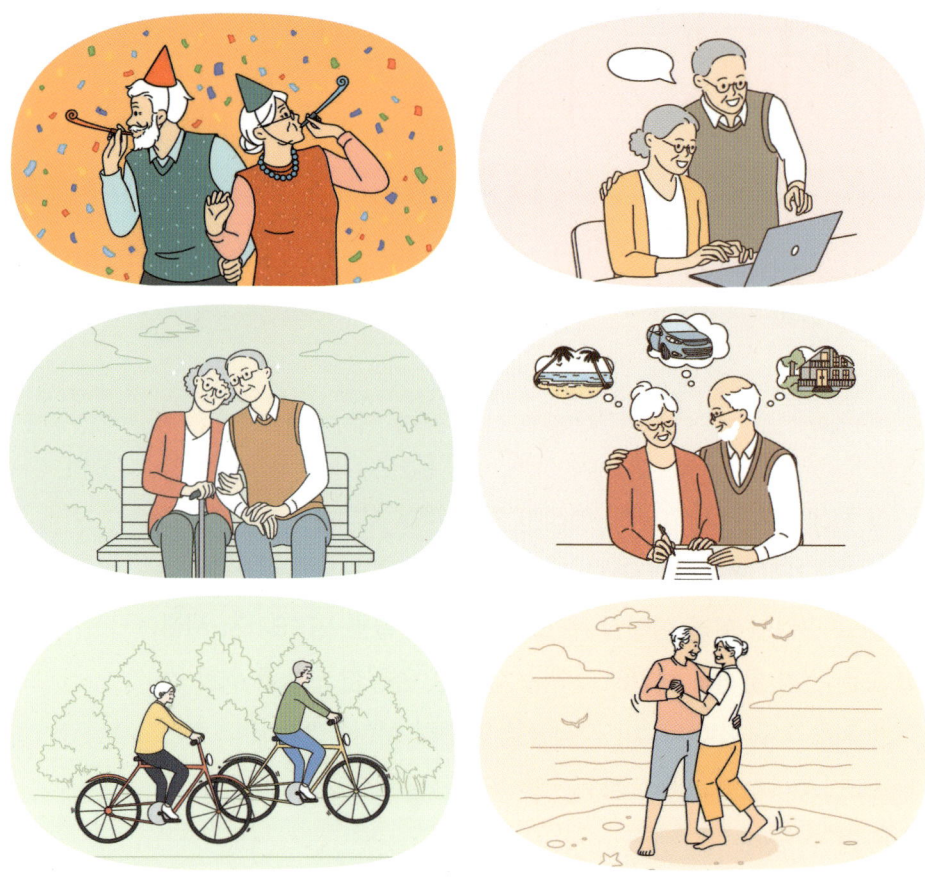

초고령사회! 무엇을 의미할까?

전체 인구 중에서 65세 이상 되는 고령의 인구가 20%를 넘어서는 현상을 '초고령사회'라 부른다. UN에서 2023년 발표한 '초고령사회'로 진입한 국가는 전 세계 22개국이다.

우리나라는 어디쯤 와 있을까? 통계청에서 발표한 2024년 올해 대한민국의 전체 인구 추계는 51,751,065명이며, 65세 이상 노인 인구는 9,938,235명으로 19.29%에 달한다. 이 추세라면 내년 2025년이 되면 우리나라도 '초고령사회'로 들어서게 된다. 더 큰 문제는 이 '고령화 속도'가 가속화되고 있다는 점이다.

통계청에서는 우리나라 노인 인구가 2035년에는 30.1%, 2050년에는 43% 이상 될 것으로 전망하고 있다. 불과 25년 후에는 우리나라 전체 인구의 절반 가까이가 '노인'이 되는 것이다.

이제 단순히 '65세'라는 숫자로 노인을 구분하는 시대는 지났다. 우리는 과연 나이를 어떻게 받아들여야 하는가?

초고령사회, 위기인가 기회인가?

'초고령사회'가 된다는 것은 우리에게 무엇을 의미할까? 재앙이 될까? 기회가 될까?

많은 사회학자들은 초고령화 시대가 되면, 노인 부양비가 증가하고, 생산 가능 노동력의 저하로 인한 경제 성장 둔화와 소비 여력의 감소, 국민연금의 고갈과 보험료 인상, 의료 서비스의 감소와 노인 빈곤, 세대 간 갈등, 지역 소멸 등이 발생할 것을 우려한다.

특히 의료 문제는 더욱 심각할 것으로 전망된다. 국민연금과 건강보험,

기초연금, 노인요양보험, 그 외 노인 복지를 위한 필연적인 요구를 감당하기 힘든 시점을 곧 맞이하게 될 것이다. 생각만 해도 아찔한 현실이다. 우리나라의 평균 수명은 이미 83세를 넘어갔다. 베이비부머 세대가 80대가 되는 2040년이 되면, 연금 혜택이 줄어들고 늘어난 보험료를 감당해야 하는 현실을 맞이하게 될 가능성이 높다.

그렇다면 해법은 무엇일까? 초고령사회는 과연 우리에게 위기일까? 그렇지 않다. 위험은 기회를 의미한다.

초고령사회, 생체 나이를 재정의할 때

초고령사회로 예측되는 위험은 변화로 수용할 수밖에 없는 새로운 패러다임이며, 노인의 정의와 이해를 새롭게 혁신하고 국가와 사회, 그리고 개인이 예측하고 만반의 준비를 갖춰야 할 새로운 미래이다. '초고령사회' 진입 문턱에서 새롭게 준비하고, 우리의 의식에서부터 혁신시켜야 할 단어는 바로 '노인'에 대한 정의이다. 이제 '노인'이라는 단어부터 거듭날 필요가 있다.

노인복지학의 개념에서 '노인'은 생산 활동에서 은퇴하거나 사회적 지위와 역할이 줄어들거나 상실한 자로 정의된다. 사회학적 개념에서는 '65세'라는 수치로 노인의 보편적인 범주를 설정했다. 그러나 이러한 접근 방식은 이제 더 이상 현실을 반영하지 못한다.

의학적 관점에서 노인이란 신체적, 심리적, 사회적 측면에서 노화가 가속화되면서 노쇠의 과정 속에 들어간 사람을 의미한다. 그렇다면 단순히 '65세'라는 숫자로 모든 사람을 동일하게 분류할 수 있을까?

이제 중요한 것은 실제 나이가 아니라, 생체 나이이다.

건강을 관리하는 사람이 노화 속도를 조절한다

2000년 이후, 인류는 인간의 유전체 정보를 완벽히 해독하여 100만원 정도의 비용으로 자신의 모든 유전 정보를 열람할 수 있게 되었으며, 각 유전자가 특정 생활환경에서 발현 여부가 결정된다는 후성유전학적 정보도 활용할 수 있게 되었다. 더 나아가, 나라별·인종별 건강에 관한 빅데이터가 개인의 일상생활에 적용되는 단계까지 발전하고 있다.

우리나라의 경우, 근골격계 질환의 기본 원인 중 하나였던 좌식 생활에서 입식 생활로 전환된 지 오래되었으며, 건강에 대한 인식과 생활 습관까지 기대 여명과 건강 수명을 연장하는 방향으로 최적화되고 있다.

이런 의료 시스템과 사고방식을 장착하고 살아가는 65세가 과연 자신을 '노인'으로 인정할까? 생산 활동에서 은퇴하여 자신의 지위와 역할을 포기할까?

이미 세계는 Young + Old = Yold(욜드)라는 개념을 만들어냈다. 즉, '젊은 노인'이라는 새로운 정체성을 인정하고, 이를 적극적으로 받아들이는 세대가 등장한 것이다.

이제는 건강을 관리하는 사람이 노화 속도를 조절할 수 있는 시대다. 단순히 오래 사는 것이 아니라, 더 젊고 활력 있게 사는 것이 목표가 되어야 한다.

초고령사회, 건강이 최고의 자산이다

우리가 사는 새로운 시대의 최고 자본은 더 이상 돈이 아니다. '건강'이야말로 우리가 가질 수 있는 가장 강력한 자본이다.

돈은 건강과 행복을 확보하는 절대적인 조건이 될 수 없지만, '건강 자본'은 돈과 행복해질 기회를 만들어 낼 수 있는 토대가 된다.

초고령사회는 결국 '건강'이라는 자본을 준비한 사람들에게 새로운 기회가 될 것이다. 건강한 생활 습관을 실천하고, 노화를 조절하는 방법을 알고, 올바른 의료 기술을 활용하는 사람들은 미래의 생체 나이를 젊게 유지할 수 있다.

미래학자 앨빈 토플러는 "미래는 예측하는 것이 아니라, 상상하는 것이다"라는 명언을 남겼다.

초고령사회에서 '노인'으로 산다는 미래! 예측하는 일은 중요하다. 하지만 건강을 자본으로 소유한 젊은 노인들은 무엇을 상상하든 그것을 실현할 기회를 붙잡게 될 것이다.

지금부터 중요한 것은 노화의 속도를 늦추고, 생체 나이를 관리하며, 더 젊고 활력 있는 삶을 만들어가는 일이다. 초고령사회는 단순한 도전이 아니라, 우리가 직접 선택하고 만들어 나가는 기회의 장이 될 수 있다.

이제, 미래를 준비할 때다. 건강한 노년을 맞이할 준비가 되어 있는가?

근육이 건강 자본인 이유
근육: 노후 자산의 핵심

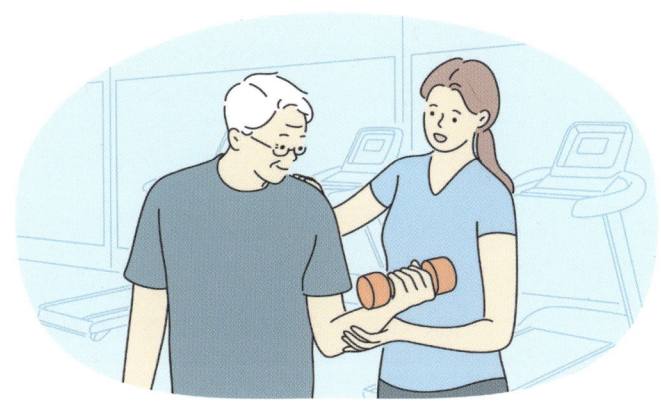

건강이 곧 자산이다

손흥민 선수의 몸값이 720억 원이라는 이야기를 들으면 우리는 놀라지만, 사실 이 숫자는 단순한 돈의 개념이 아니다. 건강한 신체가 곧 자산이라는 것을 의미한다. 스포츠 선수에게만 해당하는 이야기일까? 그렇지 않다. 건강은 나이가 들수록 더욱 큰 자산이 된다. 젊을 때는 건강이 단순한 신체적 상태로 여겨지지만, 나이가 들면 건강은 삶의 형태를 결정하는 중요한 자본이 된다. 건강한 노인은 자신의 삶을 주도적으로 살아가지만, 건강을 잃은 노인은 신체적 한계를 경험할 뿐만 아니라 경제적 부담과 심리적 위축까지 겪는다.

이처럼 건강을 자산으로 바라보는 인식은 HEMR 방정식에서 말하는 건강 관리(H)의 핵심이다. 생체 나이를 조절하고 삶의 질을 높이는 첫 번째 조건은 스스로의 건강을 자산처럼 관리하고 축적하는 데 있다. 건강을 어떻게 관리하느냐에 따라 노화의 속도가 달라지고, 삶의 방향도 달라지게 된다.

근육이 건강을 결정한다

그렇다면 노년의 건강을 결정짓는 가장 중요한 요소는 무엇일까? 흔히 건강을 이야기할 때 심장 건강, 혈압, 당뇨 같은 질환을 먼저 떠올린다. 하지만 실제로 노화 속도를 조절하고 생체 나이를 유지하는 데 가장 중요한 요소는 근육이다. 근육이 충분한 사람과 그렇지 않은 사람의 삶은 극명하게 다르다. 근육은 단순한 신체적 기능을 넘어 건강한 삶을 유지하는 힘이 된다.

근육이 부족하면 손의 악력이 약해져 수저를 들기 어려워지고, 보행 속도가 느려지면서 결국 걷지 못하게 된다. 시간이 지나면 누군가의 도움 없이는 생활이 불가능한 상태에 이르게 된다. 반면 근육이 충분한 사람은 신체를 스스로 지탱하며 독립적인 생활을 유지할 수 있다. 근육량의 차이는 신체적인 문제뿐만 아니라 심리적인 부분에서도 크게 드러난다. 자녀들에게 부담을 주고 싶지 않은 마음에 "내가 빨리 가야 너희들이 편하지"라고 말하는 노인들의 심정에는 스스로를 가누지 못하는 무력감과 자립을 잃어버린 좌절감이 담겨 있다. 하지만 이 무력감이 반드시 피할 수 없는 운명일까?

이처럼 근육의 유지와 증진은 건강 관리의 매우 구체적인 실천이자 H의 대표적인 지표다. 노화와 질병을 예방하는 데 있어 근육은 단순한 조직이 아니라 건강 자본을 이루는 핵심 기반이다.

건강 관리 지수(H)와 근육의 관계

　근육은 건강 관리 지수(H)를 결정하는 핵심 요인이다. 건강 관리 지수는 단순히 질병을 예방하는 것이 아니라 생체 나이를 젊게 유지하고, 노화를 조절하며, 일상생활을 건강하게 지속하는 능력을 의미한다.

　근육량이 많을수록 건강 관리 지수는 자연스럽게 높아진다. 근육이 많으면 기초대사량이 증가하고 신체 기능이 활발하게 유지되어 실제 나이보다 더 젊은 생체 나이를 유지할 수 있다. 또한 근육은 면역력 향상에 기여하며 항염 작용과 면역 세포의 활성화를 돕는다. 혈당과 혈압 조절에도 중요한 역할을 해 당뇨병이나 고혈압의 위험을 낮춘다. 그뿐만 아니라 규칙적인 근력 운동은 세로토닌과 도파민 같은 신경전달물질의 분비를 촉진해 정신 건강에도 긍정적인 영향을 미친다. 실제로 운동을 꾸준히 하는 노인들은 그렇지 않은 노인들보다 더 활발한 사회활동을 유지하는 경우가 많다.

　이처럼 근육은 HEMR 방정식 중 건강 관리 항목(H)의 실제적 지표로 작용하며, 건강한 삶의 유지를 위한 필수 요소임을 다시금 상기시켜 준다.

근육 부족이 초래하는 문제

　근육이 부족한 사람은 다양한 건강 문제에 직면할 가능성이 크다. 가장 심각한 문제는 낙상의 위험이 증가한다는 점이다. 우리나라 노인의 사망 원인 중 낙상이 차지하는 비율이 매우 높다는 사실을 아는 사람은 많지 않다. 근육량이 부족하면 균형 감각이 약해져 쉽게 넘어질 수 있고, 넘어졌을 때 회복 속도도 더디다.

　또한 근육이 부족하면 수술 후 재활이 어려워지고 노화가 가속화되는 경향이 있다. 기초대사량이 감소하면 체중이 급격히 늘거나 마른 비만이 되는 경우가 많고, 퇴행성 관절염이나 당뇨병 같은 만성 질환으로 이어질 수 있다. 결국 일상생활의 질이 크게 떨어지고 자립적인 삶을 유지하기 어려워진다.

이러한 신체적 쇠약은 H 지수의 급격한 하락으로 이어진다. 즉, 근육의 감소는 곧 건강 자산의 감소이며, 회복력과 삶의 만족도를 함께 떨어뜨리는 중요한 경고 신호가 된다.

근육을 건강 자본으로 만드는 방법

건강한 근육을 유지하려면 몇 가지 원칙을 실천해야 한다. 첫째, 근력 운동을 일상화하는 것이다. 플랭크, 데드리프트, 스쿼트처럼 코어 근육을 강화하는 운동이 특히 효과적이다. 그러나 자신의 신체 상태를 고려하지 않은 무리한 운동은 오히려 부상의 원인이 되므로, 정확한 자세와 적절한 강도로 운동해야 한다.

둘째, 단백질을 충분히 섭취해야 한다. 근육을 구성하는 주요 원료는 단백질이며, 운동과 병행했을 때 근육 합성이 효과적으로 이루어진다. 단백질 섭취만으로는 근육이 만들어지지 않기 때문에 반드시 활동과 병행되어야 한다.

셋째, 규칙적인 생활 습관을 유지하는 것이 중요하다. 근육은 하루아침에 만들어지지 않는다. 꾸준한 관리와 인내가 필요하며, 올바른 식습관과 적절한 운동이 병행되어야 건강한 근육을 유지할 수 있다.

이 모든 실천 항목들이 바로 HEMR 방정식 중 건강 관리 항목(H)을 구체화하는 요소다. 단순한 지식이 아닌 생활 속 습관으로 이어질 때 비로소 H의 점수를 끌어올릴 수 있다.

근육이라는 자산, 지금부터 저축하자

근육은 단기간에 얻어지는 자산이 아니다. 그러나 지금부터 시작한다면 노년의 삶을 건강하고 자유롭게 유지할 수 있다. 건강한 근육을 유지하는 삶은 곧 자립적인 삶이며, 타인의 도움 없이 자신만의 삶을 지속해 나갈 수 있는 원동력이 된다.

건강은 누구에게나 주어지는 권리가 아니다. 그것은 꾸준한 실천과 선택의 결과다. 오늘 당신이 어떤 삶을 선택하느냐에 따라 미래가 달라진다. 건강 자본으로서의 근육을 지금부터라도 저축해 나가야 한다. 노화는 피할 수 없지만, 건강한 노화는 스스로 만들어갈 수 있다. 이것이 HEMR 방정식에서 말하는 건강 관리(H)의 진짜 의미다.

3
생존 근육, 숨겨져 있는 건강 자본
생존을 위한 필수 근육

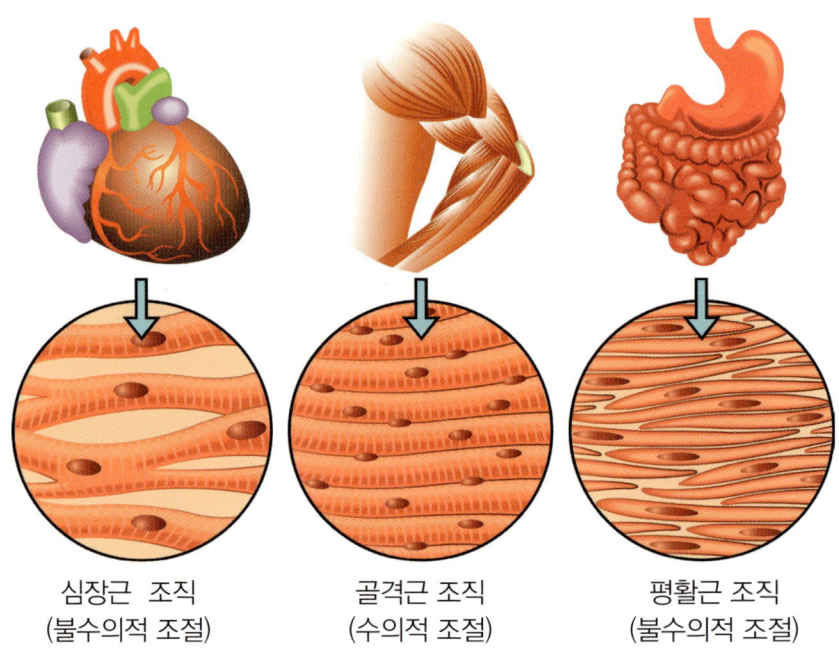

심장근 조직
(불수의적 조절)

골격근 조직
(수의적 조절)

평활근 조직
(불수의적 조절)

생활? 생존?
어감은 비슷하지만, 뜻이 다르다

"이 세상에 생활하고 있는 사람을 만나기는 매우 어렵다. 왜냐하면 대다수 사람들은 생존하고 있을 뿐이기 때문이다." 오스카 와일드의 말이다. 생활은 의미, 목적, 흥겨움을 담고 있지만 생존은 그저 '살아 있음', '살아남음'과 같이 오직 생명 보존을 뜻할 뿐이다. 생활을 가진 노인과 생활 없이 생존만 하고 있는 노인의 차이는 어디에서 만들어질까? 너무나 역설적이게도 그 차이를 만들어 내고 있는 이름이 '생존 근육'이다. 생존 근육은 골격근처럼 힘과 아름다움과 같은 풍요와는 거리가 멀다. 오직 목숨을 연명하기 위한 기능뿐이다. 허나 생존할 수 없다면 어찌 생활할 수 있겠는가? 활기차게 생활하는 젊은 노인이 가진 건강 자본이 바로 생존 근육이다.

수의근과 불수의근의 결정적인 차이

근육은 두 종류이다. 수의근과 불수의근. 말 그대로 수의근은 의지를 따라가는 근육이며, 불수의근은 의지를 따르지 않는 근육이다. 매력과 아름다움, 풍요로운 생활을 누리기 위해 필요한 근육이 수의근에 해당하는 골격근이라고 한다면, 그 생활을 영위할 수 있도록 우리 안 깊숙이 보이지 않게 숨겨져 있는 생존 근육이 불수의근이다. 불수의근은 이성과 의지에 의해 지배되지도 않을 뿐더러 능동적으로 운동을 한다고 해서 만들어지지도 않는다. 만일 내 의지와 이성으로 심장을 빨리 뛰게 하거나, 천천히 뛰게 할 수 있다면 어찌 되겠는가? 내장의 숨겨져 있는 근육들을 내 마음대로 활동을 늘리거나 줄일 수 있다면 어떻게 되겠는가? 오류와 판단 착오가 연발될 것이며, 돌이킬 수 없는 손상을 입게 될 것이다. 불수의근은 우리의 이성과 판단보다 더 엄밀하고 정확한 자율신경계와 호르몬의 영향을 받아 항상성을 유지하며 활동하고 있다. 그래서 오류가 발생하지 않는 것이다. 심장 근육과 혈관 근육, 폐 근육, 식도 근육, 소변을 담당하는 방광 근육이 바로 불수의근이다.

불수의근의 고장이 불러오는 치명적인 질병들

우리 몸의 심각한 질병들은 거의 대부분 혈관들이 고장 나서 생기는 질환들이다. 혈관의 중간층에 속해 있는 혈관 근육이 제대로 기능을 하지 못하면 혈관에 문제가 연이어 발생하게 되고, 혈관을 통해 영향을 받는 조직들이 경색되어 죽음을 맞이하게 된다. 뇌혈관, 또는 심장이나 내장혈관이 막히는 경색의 빈번한 원인이 바로 이 혈관 근육의 문제이다. 불수의근의 문제로 인해 생기는 질병들은 치명적이다. 뇌경색뿐 아니라, 뇌출혈, 심근경색, 고혈압, 장폐색, 대동맥 파열, 버거씨, 소화불량, 배뇨·배변 기능의 약화, 성기능 저하 등등. 숨겨져 있지만, 우리의 일상생활에 강력한 영향력을 행사하고 있는 근육이 바로 불수의근이다.

의지로 생기지도, 사라지지도 않는 생존 근육

팔, 다리, 배에 붙어 있는 멋진 근육들은 조금 없어져도 생존이 가능하다. 하지만 불수의근은 조금만 줄어들어도 인간 수명에 심각한 위협을 불러일으킨다. 의지로 생기지도 않지만, 의지로 없앨 수도 없다는 것이다. 교통사고를 당해 뇌가 손상되어 식물인간이 되었을 때, 골격근은 활동을 못 하고 사라지지만, 심장과 내장에 붙어 있는 불수의근들은 줄어들지도 않고 약화되지도 않은 채 자체적으로 활동을 하며 생존할 수 있게 해준다.

생존 근육, 약으로 늘릴 수 없다면?

그렇다면 어떻게 해야 숨겨져 있는 생존 근육을 건강 자본으로 챙길 수 있을까? 약을 먹으면 좋아질까? 무슨 비법 같은 운동을 열심히 하면 좋아질까? 그런 거짓 정보들이 판을 친다. 그렇지 않다. 불수의근은 늘릴 수 없다. 성인이 되어 완성된 근육들을 어떻게 오랫동안 유지할 것인가의 관점으로 이해해야 한다. 바로 그 이해의 지평이 만나게 되는 것이 '일상의 환경'이다. 불수의근을 좋게 만들어 주는 환경을 만들고 지속적으로 그 환경을 유지해 나가는 바른 생활을 하는 것! 이것만이 해법이라고 해도 과언이 아니다. 건강한 식단과 규칙적인 식사, 그리고 무엇보다 중요한 규칙적인 수면, 스트레스를 피하는 마인드! 이 간단한 생활환경을 유지하며 생활하다 보면, 쪼그라들거나 병들어 가던 생존 근육들이 다시 정상화되는 길을 찾아낼 수 있다. 이를 어클리머타이제이션(Acclimatization), 새로운 환경에 대한 '순응'의 원리라고 한다. 이전과 다른 새로운 삶의 환경을 만들어 주었을 때, 불수의근이 그 환경에 순응하여 물리적·형태적·생화학적인 특성을 조정해 나가는 현상이다. 운동을 하지 않던 사람이 적당한 운동을 습관화하기. 혈압을 비정상으로 만들던 식습관을 탈피하고 스트레스를 받지 않기. 기복이 심한 감정을 잔잔하게 가라앉히기. 깊이 잠들도록 노력하기! 그런 일상 환경의 반복이 쌓이다 보면, 우리 몸 안에 숨겨져 있는 생존 근육들은 그 환경을 항상성으로 받아들이고 자율신경계의 주파수를 그 환경에 맞추어 그에 순응하는 건강한 근육으로 회복된다.

건강관리의 본질, 생존 근육의 가치를 재발견하라

눈에 보이는 것들은 보이지 않는 것으로부터 말미암았다고 하는 성경의 말씀은 진리이다. 눈에 보이는 화려한 골격근의 사람들 중 건강하지 못한 사람들이 많다.

4
내 안에 26명의 전문의가 있다
우리 몸의 자생력, 항상성

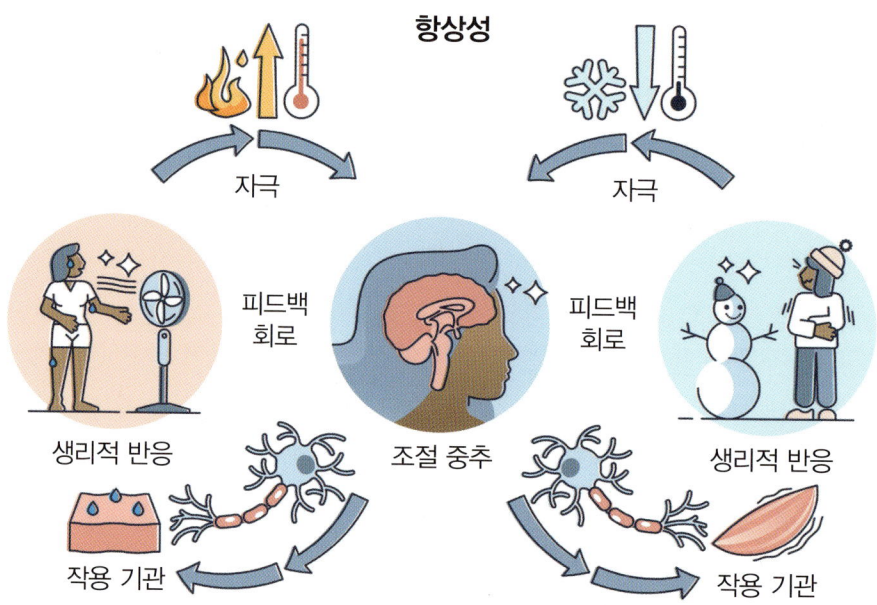

 의학의 아버지라 불리는 히포크라테스는 "내 몸속에는 백 명의 의사가 산다."라는 말을 남겼다. 우리 몸 안에는 수많은 자연 치유력이 존재하며, 이를 조절하는 가장 중요한 원리가 항상성이다.

항상성은 신체가 최적의 상태를 유지하도록 조절하는 시스템이다. 체온, 맥박, 호흡, 혈압, 혈당, 체액 균형 등이 일정한 범위를 벗어나지 않도록 유지하는 것이 바로 항상성의 역할이다. 사람이 살아 있다는 것은 곧 이 시스템이 정상적으로 작동하고 있다는 뜻이다. 체온이 36.5도 근처를 유지하고, 맥박수가 1분에 50~80회 범위에서 안정적으로 뛰며, 호흡수가 1분에 20회 이하로 유지되고, 혈압이 120/80mmHg 근처에서 유지되며, 혈당이 일정한 수준을 유지할 때 우리는 건강한 삶을 누릴 수 있다.

그러나 항상성이 영원할 것이라 생각하면 오산이다. 나이가 들면서 항상성 조절 능력은 점점 저하된다. 어린 시절에는 성장에 집중하면서 몸의 균형을 유지하지만, 20대 이후부터는 균형을 유지하는 역할로 바뀌고, 50세가 넘어서면서 부터는 감속을 시작하며 본래의 안정적인 상태를 유지하기 어려워진다. 항상성이 서서히 무너지는 과정이 바로 노화이며, 이 속도가 빠르면 질병이 찾아오는 시기도 앞당겨진다.

그렇다면 젊은 노인으로 오래 살기 위해서는 무엇을 해야 할까? 가장 중요한 것은 항상성의 퇴화를 가능한 한 최대로 늦추는 것이다. 신체적 노화를 지연시키는 것은 단순한 유전적 요소가 아니라, 어떻게 살아가느냐에 따라 충분히 조절할 수 있다. 이를 위해 반드시 관리해야 할 세 가지 요소가 있다. 신경, 호르몬, 그리고 혈관이 그것이다.

자율신경계 – 항상성의 조율자

첫 번째로 중요한 것은 자율신경계다. 자율신경계는 교감신경과 부교감신경이 균형을 이루며 작동하는데, 마치 시소처럼 서로를 조절하며 몸의 균형을 유지한다. 교감신경은 긴장과 에너지를 동원하는 역할을 하고, 부교감신경은 몸을 이완시키고 회복하는 역할을 한다. 이 두 가지가 조화롭게 작용해야 혈압과 체온, 맥박과 호흡이 일정하게 유지되고, 소화 기능이 원활하며 신체의 방어 체계도 정상적으로 작동한다.

자율신경계에 이상이 생기면 다양한 문제가 나타난다. "계속해서 몸이 흥분 상태에 있거나 반대로 의욕이 저하된다", "온몸이 붓거나 피부가 벌겋게 달아오르는 경우가 있다", "잠을 잘 자지 못한다", "우울하거나 불안하고 툭하면 짜증이 난다", "소화가 잘 안되거나 속이 더부룩해진다" 이런 증상들이 있다면 자율신경계의 균형이 깨졌을 가능성이 높다.

자율신경계의 균형이 깨지는 것은 단순한 불편함을 넘어 심각한 질병으로 이어질 수 있다. 치매, 파킨슨병, 뇌졸중, 심혈관 질환 같은 질병들이 바로 이 조절 시스템의 이상에서 비롯된다. 건강한 노년을 위해서는 반드시 자율신경계를 안정적으로 유지해야 한다.

그렇다면 어떻게 해야 할까?

첫째, 생활 리듬을 일정하게 유지해야 한다. 기상 시간과 취침 시간을 규칙적으로 맞추고, 아침에는 햇볕을 쬐며 저녁에는 스마트폰이나 TV 같은 강한 빛을 피하는 것이 좋다.

둘째, 영양 균형을 맞춰야 한다. 지나치게 짜거나 매운 음식, 가공식품을 줄이고, 칼륨과 칼슘, 나트륨 같은 전해질을 적절히 섭취하는 것이 중요하다. 신경계 기능을 돕는 오메가-3 지방산이 풍부한 생선과 견과류를 충분히 먹는 것이 도움이 된다.

셋째, 스트레스를 조절해야 한다. 심호흡, 명상, 가벼운 산책 등을 통해 긴장된 신경을 풀어주는 습관을 들이면 좋다. 신경계를 과하게 자극하는 음주, 흡연, 카페인 섭취를 줄이고, 스마트폰을 장시간 사용하는 습관도 개선해야 한다.

　넷째, 규칙적인 운동을 해야 한다. 유산소 운동과 근력 운동을 병행하면 신경계 조절 기능이 강화되고, 신체 전반의 항상성을 유지하는 데 큰 도움이 된다.

　다섯째, 충분한 수면을 취해야 한다. 수면 부족은 자율신경계를 가장 빠르게 무너뜨리는 요인이다. 숙면을 위해 침실 환경을 조용하고 어둡게 유지하는 것이 좋다.

몸속 26명의 전문의를 지켜라

　우리 몸에는 이미 스스로를 조절하고 회복하는 강력한 시스템이 존재한다. 우리가 해야 할 일은 단순하다. 몸이 조화를 이루도록 돕고, 건강한 생활 습관을 유지하며, 불필요한 자극을 줄이고, 규칙적인 운동과 충분한 수면을 확보하는 것이다.

　건강 관리 수준이 높은 사람은 항상성이 안정적으로 유지되며, 노화를 늦추고 생체 나이를 젊게 유지할 수 있다. 반면, 건강 관리가 부족하면 항상성 기능이 약해지고 각종 질병의 위험이 증가한다. 노화는 피할 수 없지만, 늦출 수는 있다. 젊은 노인으로 살아가기 위한 열쇠는 바로 항상성을 유지하는 데 있다.

　우리 몸속에는 이미 26명의 전문의가 존재한다. 그들은 평생 동안 우리의 건강을 책임지고 있다. 우리가 해야 할 일은 그들의 능력을 최대한 발휘할 수 있도록 돕는 것이다. 지금부터라도 우리 몸속 전문의들이 최상의 컨디션을 유지할 수 있도록 건강한 삶을 실천해 나가자.

　그리고 바로 이 항상성을 유지하는 꾸준한 노력과 일상의 실천이야말로

HEMR 방정식에서 말하는 건강 관리의 핵심 지표, 즉 H를 구성하는 중요한 요소가 된다. H는 단순한 숫자가 아니라, 이러한 몸속의 균형을 위한 습관적 선택들과 생활의 실천에서 비롯되는 지수다. H가 높다는 것은 곧, 내 몸의 26명의 전문의가 각자의 일을 잘하고 있다는 뜻이다.

5

호르몬, 내 몸 안에 내분비학 전문의
노화와 호르몬의 역할

옥시토신(Oxytocin)
사랑 호르몬
좋은 대화
마사지
포옹
반려동물

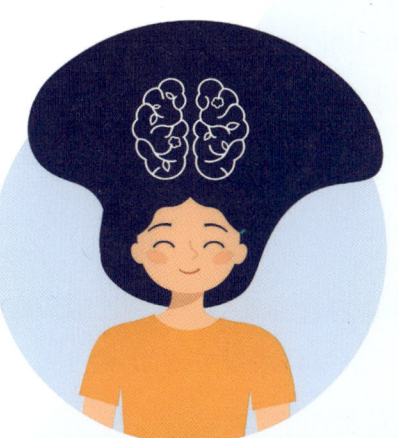

엔도르핀(Endorphin)
천연 진통제
맛있는 음식
취미
좋은 대화
신체운동

세로토닌(Serotonin)
기분 조절
활동적인 생활 방식
신체 운동
걷기
햇볕 쬐기

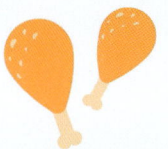

도파민(Dopamine)
쾌감
단백질이 풍부한 음식 섭취
운동
명상
마사지
좋아하는 음악

내 몸 안에 숨은 의사, 호르몬

세계에서 가장 위대한 의사들은 우리의 몸 안에 있다. 그 의사들 중 하나가 바로 호르몬이다. 자율신경계와 마찬가지로 호르몬은 내 몸의 내적 환경을 항상 같은 상태로 유지하도록 신호를 전달하며 자극한다. 자율신경계를 통한 신호 전달은 순간적이고 매우 빠르다. 하지만 지속적이지는 못하다. 이에 반해 호르몬에 의한 신호 전달은 시간이 걸리지만, 효과는 비교적 지속적이다.

호르몬의 작동 원리

호르몬은 뇌하수체, 갑상샘, 부신, 췌장, 생식선과 같은 내분비선에서 합성되고 분비되어, 신경이 아닌, 혈관을 통해 표적기관으로 보내진다. 각 호르몬을 받아들이는 수용체를 가진 세포가 그 호르몬을 수용하게 되면, 핵 속 DNA에 신호가 전달되어 유전자를 발현시킨다. 이로써 신호를 전달받은 단백질을 합성하게 하고, 세포의 생식 및 성장, 신진대사의 기초를 만들어 낸다. 또한 세포막을 통한 물질의 이동이 이루어지도록 세포를 자극하여 혈중 수분이나 전해질, 영양소가 균형을 유지할 수 있도록 해준다. 우리 몸의 모든 데이터와 정보, 그리고 생산 공장이라 할 수 있는 DNA가 그 역할을 수행할 수 있도록 '시작 버튼'을 눌러주는 일을 호르몬이 하고 있는 것이다. 따라서 호르몬이 과잉되거나 부족하게 되면, 내 몸 안에 있는 내분비과 전문의가 병들게 된다.

노화의 중심에 있는 호르몬 감소

인간은 왜 노화할까? 이유는 많지만, 가장 강력한 이유 중 하나가 호르몬 감소다. 모든 호르몬이 감소하는 것은 아니지만, 나이가 들어가면서 감소되는 호르몬들이 있다. 성장 호르몬과 성호르몬, 멜라토닌과 갑상선 호르몬이다. 이 호르몬들이 줄어들면 세포의 노화가 빨라진다. 특히 줄어드는 호르몬 중에서 성호르몬과 성장 호르몬은 소홀히 다루어선 안 된다.

갱년기, 성호르몬 감소의 신호

갱년기를 노화의 현상으로 보기도 하지만, 그보다는 성호르몬의 감소로 보는 것이 합리적이다. 남성과 여성의 생식선에서 분비되는 성호르몬인 테스토스테론, 에스트라디올, 프로게스테론은 혈액을 타고 생식 세포나 조직에 전달되어 생식 기관과 생식 능력을 유지하게 해준다. 특히 45세에서 54세 정도의 여성들의 경우 폐경에 이르게 되는데, 이때 급격하게 체지방이 증가하고 비만해지는 경우가 많으며, 골다공증 같은 질환에 이르기도 한다. 남성의 경우도 마찬가지다. 테스토스테론 분비가 줄어들면 생식 능력이 떨어지고, 성욕도 감퇴하며, 발기부전의 증상으로 나타난다. 또한 노인들이 직면하기 쉬운 우울과 불면, 활동 저하, 자신감 상실 같은 감정들도 불러일으킨다.

성장 호르몬 감소가 미치는 영향

성장 호르몬의 감소 또한 노화의 주요 원인이 된다. 성장 호르몬은 20세 정도에 정점을 이루었다가 매년 감소하며, 60대를 넘어서면 약 50% 수준만 남게 된다. 우리나라의 경우 65세 이상 인구의 약 35%는 성장 호르몬 결핍에 해당한다. 어린 시절에는 성장에 관여하지만, 성인 이후에는 재생과 회복, 항노화에 관여한다. 성장 호르몬이 줄어들게 되면 신진대사에 문제가 발생하는데, 대표적으로 몸속에 지방이 쌓이고 골다공증과 같은 골밀도 감소가 일어난다. 동맥경화, 뇌졸중, 고혈압 같은 심혈관 질환이 증가하기도 한다. 특히 성장 호르몬은 T세포나 NK세포 같은 면역세포에도 관여되어 있어 면역력 저하로 이어질 수 있다. 어깨와 허벅지 같은 부위에서 근육량이 감소하는 현상도 성장 호르몬 감소와 연결되어 있으며, 결국 성장 호르몬의 결핍은 산소를 흡수하는 능력과 신체의 운동 능력을 떨어뜨려, 소위 말하는 '조금만 먹어도 살이 찌는', 가성비 높은 몸으로 바뀌게 된다.

호르몬 보충 치료, 과연 해답일까?

그렇다면 부족해지는 성호르몬과 성장 호르몬을 주사로 보충하면 좋을까? 권하고 싶지 않은 방법이다. 호르몬을 보충하는 것은 아직 임상적으로 효과와 안전성이 충분히 검증되지 않았고, 의도치 않은 부작용을 동반할 수 있기 때문이다.

호르몬 건강, 생활 습관에서 답을 찾다

그렇다면 어떻게 해야 할까? 성호르몬과 성장 호르몬은 노인일지라도 개인차가 크다. 우수한 호르몬 상태를 유지하는 젊은 노인의 라이프스타일을 따라 할 필요가 있다.

우선 60세 이상이라면 자신의 호르몬 상태를 검사해 보는 것이 좋다. 간단한 기초 검사와 혈액 검사만으로도 성호르몬과 성장 호르몬의 수치를 확인할 수 있다. 이 수치를 통해 자신의 노화가 정상 노화, 가속 노화, 성공 노화 중 어느 상태인지 예측할 수 있다.

스트레스, 수면, 단백질… 그리고 기도

해답은 역시 생활에 있다. 스트레스를 피하고, 단백질 섭취와 적당한 운동, 그리고 수면의 문제에서 정답을 찾아야 한다. 스트레스 상태에서 분비되는 코르티솔 호르몬은 다른 호르몬들을 교란에 빠뜨리고, 성장 호르몬 생성을 방해하는 주요 원인 중 하나다. 가끔씩 심호흡을 하거나 햇볕을 쪼이는 것이 좋고, 특히 기도나 묵상을 통해 스트레스를 해소하는 것이 중요하다.

잠은 멜라토닌과 성장 호르몬을 조절하고 합성해 내는 가장 중요한 골든 타임이다. 여기에 더하여, 호르몬의 재료를 몸에 공급해 줘야 한다. 여러 영양소를 골고루 먹는 것이 좋고, 특히 주재료인 단백질을 의식적으로 섭취하는 것이 필요하다. 네 가지 먹기 원칙인 "제때 먹기, 골고루 먹기, 적당히 먹기, 천천히 먹기"를 실천한다면, 지금보다 훨씬 더 건강한 호르몬 상태를 가질 수 있다.

근육, 호르몬의 동반자

또한 근육이 성호르몬과 성장 호르몬의 파트너라는 인식을 가져야 한다. 비만을 해결하고 적정한 체중을 유지하며, 근력 운동을 통해 근육을 늘리는 것이 중요하다. 유산소 운동을 통해 호르몬이 운반되는 혈액의 흐름을 원활하게 해주는 것도 필요하다. 이 정도의 생활을 유지하는 것만으로도 지금보다 훨씬 더 젊은 노인의 삶을 영위할 수 있을 것이다.

이러한 호르몬 관리 능력은 단순히 노화 방지에 그치지 않는다. HEMR 테스트에서 'H' 항목, 즉 건강 관리 능력을 평가할 때, 호르몬 상태는 매우 핵심적인 기준이 된다. 눈에 보이지 않는 호르몬의 균형은 결국 몸 전체의 회복력, 면역력, 에너지 효율성을 결정짓는 요인이며, 건강 수명을 예측하는 가장 민감한 지표 중 하나다.

6
모세혈관의 재생, 줄기세포와 수면에 답이 있다
젊음을 유지하는 모세혈관과 줄기세포

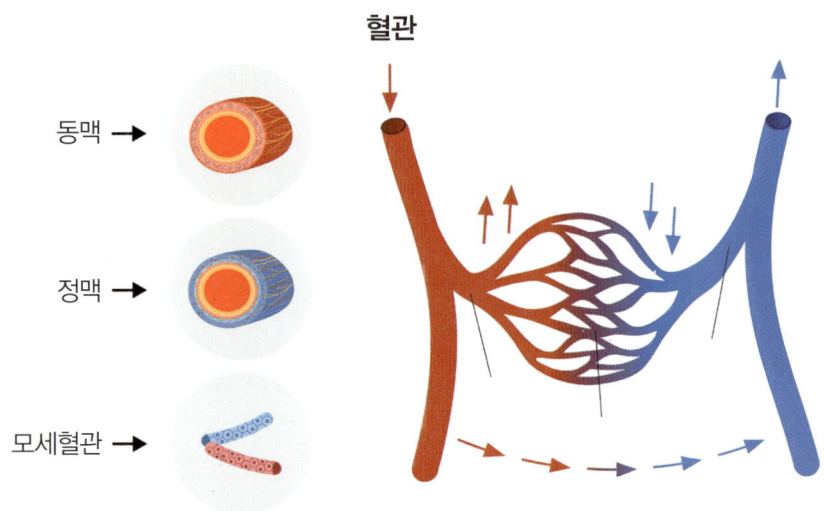

혈관은 생명의 시작이다

어미 닭이 품고 있는 얼마 안 된 달걀을 햇빛에 비춰보면 눈에 들어오는 것이 있다. 핏줄들이다. 가장 먼저 혈관이 만들어진다. 인간도 마찬가지로 태아기에 가장 먼저 발달하는 것이 심혈관계이다. 혈액이 공급되기도 전에 먼저 혈관이 만들어진다. 혈관은 인간 발생의 시작이자, 인간 발달의 과정 그 자체라 할 수 있다. 인간은 혈관이라는 신진대사의 통로를 통해 생명 과정의 필수인 산소와 영양소, 그리고 호르몬을 조달받고, 이산화탄소와 노폐물을 배출해 낸다.

95%를 차지하는 모세혈관

이 혈관들 중에서 동맥과 정맥이 차지하는 비중은 5%이다. 나머지 95% 정도는 모세혈관이 차지하고 있다. 모세혈관은 '미세하고 가느다란 실뭉치'이다. 눈으로 보이지 않을 크기의 모세혈관들이 가느다란 실처럼 우리의 전신을 그물망처럼 휘감고 돌면서 동맥과 정맥에 또는 정맥으로 연결된다. 그 두께는 머리카락의 10분의 1 정도이며, 전체를 풀어놓으면 길이가 수만 km에 이를 정도이다. 모세혈관 수를 센다면 100억 개 정도 될 것이라고 예측한다. 인체를 구성하는 60조 개 이상의 세포들이 이 가느다란 실 주변 0.15mm 내의 거리에 모여 있다. 모세혈관과 모세혈관 사이의 간격은 0.3mm 정도에 지나지 않는다. 이러니 어디를 찔러도 피 한 방울 나지 않는 사람이 없다. 최소 단위인 세포들과 그 세포들이 모인 조직, 그리고 기관과 신체에 이르기까지 그 사이사이를 빽빽하게 모세혈관이 채우고 있다. 바로 이 복잡하고 수많은 혈관 다발들이 생명의 원천, 항상성의 기초를 이루고 있는 것이다.

모세혈관의 퇴행, 유령혈관의 등장

문제는 모세혈관도 퇴행과 사멸의 길을 가게 된다는 것이다. 적혈구보다 조금 더 두꺼운 정도의 모세혈관은 산소와 영양소를 배달해 주고, 이산화탄소와 노폐물 같은 찌꺼기들을 실어 나르는데, 이 과정에서 혈관이 막힐 수 있다. 또한 신생 혈관을 생성시키는 호르몬이나 사이토카인 같은 물질들이 노화와 함께 감소되는데, 이렇게 축적된 결과물들은 내피세포들로 하여금 점점 사멸의 길을 가게 하며, 마침내 모세혈관은 유령 혈관이 되어 버리고 만다. 모세혈관의 퇴행은 식습관이 형성된 10대부터 시작되는데, 40대 이후 노화의 과정과 겹치게 되고, 60대에 이르게 되면 모세혈관 전체 중 절반 정도가 제 역할을 하지 못하는 상태가 된다.

모세혈관 퇴행이 가져오는 노화 신호

그 결과 피부가 쭈글쭈글해지고, 고혈압이나 당뇨는 물론, 전체 혈류의 15%를 사용하는 뇌의 경우 뇌경색과 함께 세포의 괴사로 인한 치매나 기억력의 감퇴로 이어지기도 한다. 내부 장기 또한 모세혈관들이 지나가기 때문에 유령 혈관으로의 퇴행은 신진대사의 활성화를 떨어뜨려, 노화의 징후로 보이는 많은 현상들을 발생시킨다.

괴사, 염증, 그리고 생명의 위협

버려진 집들과 같은 세포와 조직들의 경우 백혈구와 거대세포들이 파견되어, 이물질화된 세포들을 제거함으로써 괴사를 막아내기는 하지만, 조절이 안 될 정도로 그 양이 많아지면 염증이 심해지고 마침내 괴사를 초래하게 된다. 이때 괴사된 세포나 조직들은 독성 물질을 분비해 주변 조직에 악영향을 미치게 되는데, 독성의 양이 적을 때는 염증이나 사멸 조직 정도로 존재하지만, 그 양이 커질 경우 위치에 따라 생명의 위협이 되기도 한다.

대퇴골두 무혈성 괴사와 모세혈관

특히 남성들의 경우 가장 많이 알려진 것이 골반뼈와 고관절을 이루고 있는 대퇴골두 무혈성 괴사이다. 대퇴골두의 경우 어렸을 때는 두 개의 혈관으로부터 영양과 산소를 공급받아 건강하지만, 30대 이후 비구로부터 나오는 혈관이 서서히 막히게 되면 대퇴골두는 한쪽 방향에서만 혈액 공급을 받게 되며, 재생과 사멸을 원활히 이루지 못하여 손상될 수 있는 위치에 놓이게 된다. 이때 술을 많이 마시거나, 당뇨병이 있는 경우, 또는 천식이나 피부병 등으로 인해 스테로이드 약물을 많이 사용하는 경우, 모세혈관뿐 아니라 대퇴골두로 가는 혈류가 막혀 뼈조직이 괴사되는 무혈성 괴사를 일으키기도 한다. 무혈성 괴사가 되면 뼈의 세포와 조직들이 죽어서 작은 충격에도 고관절이 골절되거나 무너져 내리기 쉬운 상태가 된다.

말단 장기의 취약성: 심장과 뇌

뇌혈관이나 심장혈관들은 비유하자면 고속도로에서 멀리 떨어져 있는 산간 마을과 같다. 심근세포와 뇌세포들은 비교적 동맥의 말단 쪽에 위치되어 있다. 그렇기 때문에 모세혈관의 상태가 약해지면 언제든지 막힐 수 있는 위험성을 가지게 된다.

간단한 모세혈관 자가 점검법

모세혈관의 건강을 검사하는 쉬운 방법이 있다. 심장으로부터 가장 멀리 떨어진 손톱 끝 또는 발톱 끝을 스스로 점검해 보는 방법이다. 5초 정도 눌러 혈액 공급을 막았다가 떼었을 때, 2초 안에 핑크색으로 돌아오면 일반적으로 모세혈관의 공급이 원활하다고 볼 수 있다. 하지만 지연된다면 혈관 건강을 의심해 보는 것이 좋다.

줄기세포와 수면, 모세혈관 재생의 해답

모세혈관의 건강! 해답은 어디 있을까? 한 가지만 강조해서 이야기하자면 PDGF, VEGF 같은 성장 인자들이다. 이 성장 인자들은 골수에서 유래되는 줄기세포 안에 많이 함유되어 있는데, 온몸을 돌아다니다가 손상된 부위로 유도되어 신생혈관을 생성시킨다. 이 성장 인자들을 활성화시키는 가장 중요한 시간이 바로 수면이다. 식물인간이 되었던 사람이 어느 날 갑자기 깨어나는 일들이 벌어지곤 하는데, 이 또한 줄기세포들이 막혔던 혈관과 조직들을 재생했기 때문이라고 할 수 있다. 혼수 상태의 깊은 수면 속에서 재생 프로그램이 활성화된 것이다. 현대인들은 다양한 중독과 스트레스, 그리고 일로 인해 가장 중요한 재생의 시간인 '잠'을 놓쳐버렸다. 어린아이들처럼 잠들 수 있다면, 젊은 노인의 삶을 누리게 될 것이다.

모세혈관의 재생력과 줄기세포의 회복 능력은 HEMR 테스트에서 'H', 즉 건강 관리 능력을 가늠하는 핵심 지표 중 하나이다. 겉으로 드러나는 증상이 없더라도, 이 미세한 혈관들의 상태가 건강 수명의 방향을 결정짓는 셈이다.

병은 병을 부르고 약은 약을 부른다
약보다 중요한 생활 습관

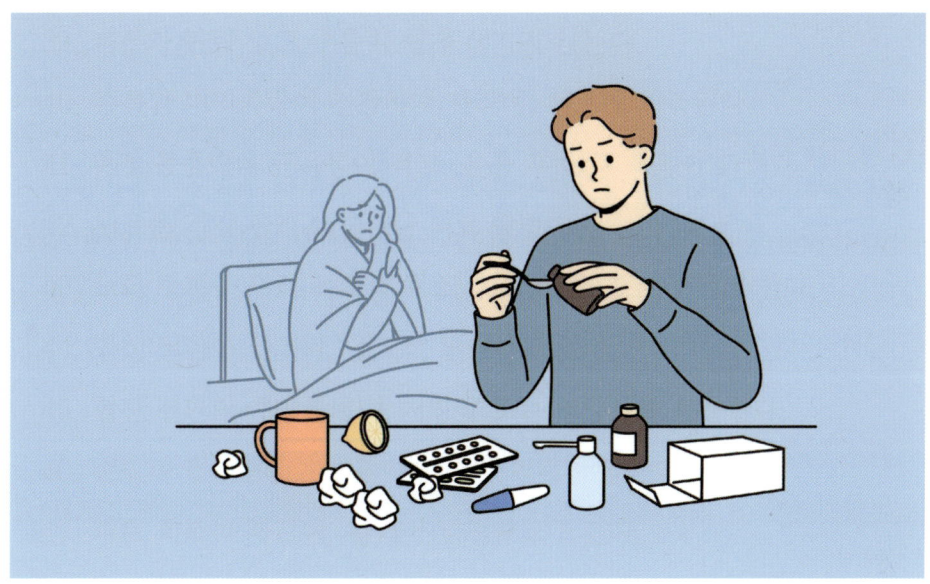

노화의 속도는 모두 다르다

늙어 가는 모습은 사람마다 다르다. 어떤 노인은 세월과 함께 자연스럽게 기력과 시력이 줄어들고, 기억력과 사고력이 감퇴하면서 깜빡깜빡하기도 한다. 이 정도는 정상적인 노화이다. 반면, 느리게 노화되는 사람들도 있다. 비슷한 연령대보다 천천히 늙어가는 감속 노화, 혹은 성공 노화의 경우이다. 달력상으로는 70년을 살았지만, 생체 나이로는 50세 또는 60세에 불과한 사람들이다. 이들은 만성 질환이나 잔병치레에 시달리지 않고, 신체적·정신적으로 의존하지 않으며 활동적인 노년을 살아간다.

그들 안에는 외부 환경에도 흔들리지 않는 생리적 내재 역량이 건재하다. 구체적으로 말하자면, 항상성을 구성하는 면역력, 신진대사 능력, 자율신경계 및 호르몬 조절 능력, 그리고 원활한 혈액 순환이 잘 유지되고 있는 상태다.

이와 반대로 어떤 사람들은 나이에 비해 더 빠르게 늙어간다. 이를 가속 노화라 한다. 살아온 삶의 경험들이 축적되다가 생리적 방어선이 외부 환경을 이겨내지 못하고, 항상성이 무너지는 순간부터 노화는 가속화된다. 특히 65세를 전후한 생리적 전환기에 가속 노화를 맞게 되면, 곧장 노쇠 상태로 진입하게 되고, 건강 수명은 멈추며 '목숨만 이어가는' 불행한 노후를 맞게 된다.

병은 병을 부른다: 연쇄 반응의 시작

노화의 속도를 낮추고 성공적인 노화를 이루기 위해 반드시 알아야 할 건강 명제가 있다.

"병은 병을 부르고, 약은 약을 부른다."

말 그대로 하나의 병이 또 다른 병을 불러오고, 하나의 약이 또 다른 약을 유도할 수 있다는 뜻이다.

예를 들어, 30~40대까지 건강하던 사람이 과도한 업무로 인해 심리적 스트레스를 받게 되면 가장 먼저 나타나는 변화는 수면 부족이다. 이어서 과식 욕구가 증가하며 체중이 증가하고, 혈압이 상승한다. 근육량은 줄고, 지방은 늘며, 인슐린 수용체가 감소해 전(前)당뇨 상태에 이르게 된다. 여기서 더 나아가면 당뇨로 발전하게 된다.

이후에도 연쇄 반응은 계속된다. 고혈당과 고지혈증으로 혈관벽 손상이 생기고, 혈관 경색이 발생할 수 있다. 손발 저림, 만성 피로, 수면 장애 등의 증상이 뒤따르며, 뇌경색, 심근경색, 전신 염증, 면역 저하가 겹치게 되면 결국은 암세포에 대한 방어선도 무너지게 된다. 이처럼 사소한 시작점이 더 큰 병을 부르는 악순환을 만드는 것이다.

약은 약을 부른다: 통합 관리의 부재

약이 약을 부르는 현상 또한 중요한 문제다. 예를 들어 비만으로 인해 혈압, 당뇨, 고지혈증이 발생하고, 혈관 건강이 나빠지면 관절에도 부담이 가해져 관절염 같은 질환으로 발전하게 된다.

초기에는 단순한 고지혈증이나 전당뇨 치료를 위해 병원을 방문하게 되지만, 많은 환자들은 생활 습관 개선 없이 약물에만 의존하려는 경향이 있다. 문제의 원인을 제거하기보다는 약으로 눌러 두는 것이다.

예를 들어 비만 환자가 관절 통증으로 소염제를 복용하면, 그 소염제는 대체로 비스테로이드성 소염제(NSAIDs)인데, 이 약물은 소변량을 줄이고 부종을 유발해 혈압과 당뇨를 악화시킬 수 있다. 그 결과 환자는 내과뿐 아니라 정형외과, 신장내과, 호흡기내과 등 다양한 진료과를 전전하게 되고, 각 과의 의사들은 자신의 영역 안에서 문제만을 해결하려 들면서 약 처방이 늘어난다.

처음엔 한 가지 약이었지만, 그 부작용을 막기 위한 또 다른 약이 추가되고, 다시 그 약의 부작용 때문에 새로운 약이 더해지면서 결국은 약물 연쇄 반응이 시작된다. 이 과정에서 간과 신장 기능 저하, 부종, 천식 증상, 호흡기 질환 등이 뒤따르게 된다.

이 악순환의 고리를 끊기 위해서는

이 악순환을 끊는 일은 의사의 역할이기도 하지만, 환자 자신의 몫이기도 하다. 환자는 자신이 복용 중인 약에 대한 통합적인 인식을 가져야 하며, 복용 중인 약의 종류와 이유, 부작용, 중복 여부 등을 적극적으로 묻고 점검할 수 있어야 한다. 필요 이상의 약을 줄이기만 해도, 가속 노화의 연결 고리를 끊어낼 수 있다.

HEMR 테스트의 'H' 항목, 즉 건강 관리 능력에서도 이 '약과 병의 고리'는 매우 핵심적인 평가 기준이다.

질병의 조기 대응뿐 아니라, 약물에 대한 자율적 판단력과 생활 습관을 바꾸는 실행 능력은 건강 수명을 결정짓는 실제 힘이 된다. 단순히 처방을 따르는 것을 넘어서, 몸을 내 손에 두는 삶의 태도가 곧 건강한 노화를 위한 첫걸음이다.

재채기 한 번에 골절될 수도, 골다공증

골다공증, 노년의 침묵의 병

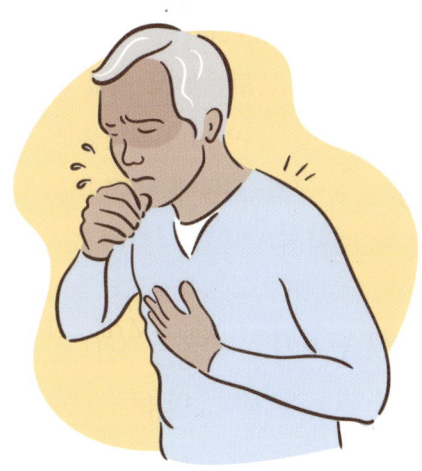

척추는 몸의 중심축이다

척추는 몸의 기둥이자 상하좌우의 중심축이다. 많은 역할을 하는 만큼 문제가 자주 발생하는 곳이기도 하다. 건강보험심사평가원에서 매년 발표하는 질병 데이터를 보면, 65세 이상 노인들이 겪는 질병 순위에서 척추 질환은 항상 5~6위를 차지할 정도다. 척추에 문제가 생기면 근력이 줄고 통증에 시달리며, 운동은커녕 외부 활동 자체가 중지된다. 이는 노인의 삶에 연쇄적인 악순환을 초래하고, 결국 더 큰 근력 감소와 심화된 통증으로 이어지며 마침내 노인의 활동을 완전히 멈추게 만든다.

척추 질환은 두 가지 축으로 나뉜다

척추에 발생할 수 있는 다양하고 복잡한 질병들은 사실상 두 가지 범주로 묶인다. 하나는 척추 부정렬이고, 다른 하나는 골다공증이다. 몸의 중심에서 이탈된 척추 부정렬은 추간판 탈출증, 후만증, 측만증, 전방위 및 척추 협착증 같은 질병들로 분류된다. 반면, 여성에게서 많이 발생하는 골다공증은 주로 척추 골절로 나타난다.

골다공증 골절은 갑작스럽게 찾아온다

척추 협착은 서서히 진행되어 지속적인 문제를 일으키는 특징이 있는 반면, 골다공증으로 인한 척추 골절은 어느 순간 갑자기 찾아온다. 골절이 발생한 순간부터 치료가 끝나기까지 3~4개월 동안 심각한 후유증이 이어진다. 오늘 다루는 척추 골절의 문제는 대부분 폐경 이후 여성들에게 해당된다. 폐경 전, 뼈에 영향을 미치는 여성 호르몬 '에스트라디올'이 유지되는 시기에는 골다공증 발생 빈도가 낮다. 하지만 폐경 이후 이 호르몬이 급격히 감소하게 되면, 여성의 뼈는 급격히 약해지고 골절 위험이 증가한다.

뼈는 무게를 견디는 구조물이다

33~35개의 마디로 구성된 척추는 마치 쌓아 올린 연탄처럼, 아래쪽으로 갈수록 더 많은 무게를 감당하게 된다. 이로 인해 아래쪽 척추뼈는 더 두껍고 크며, 내부에는 압력을 견디기 위한 작은 기둥 구조(골소주)가 자리하고 있다. 이 골소주들은 뼈의 든든함을 유지하기 위해 칼슘을 품고 있다. 그러나 영양 상태가 약화되거나 호르몬 변화가 심화되면 칼슘이 점차 빠져나가고, 척추의 골밀도가 약해지게 된다.

골밀도가 −1.5에서 −2.4 사이일 경우 '골감소증'이라 하며, 크게 걱정하지 않아도 되는 단계이다. 그러나 −2.5에서 −2.9는 경도의 골다공증, −3.0에서 −3.4는 중등도, −3.5 이하가 되면 중증 골다공증으로 분류된다. 특히 −4.0 이하가 되면 극심한 골다공증 상태로, 재채기만 해도 골절될 수 있는 위험 수준에 이른다.

골절은 연속적으로 이어진다

한 번 골절이 발생해 척추뼈가 주저앉게 되면, 그 위아래 척추뼈들도 골절 가능성이 높아진다. 중력의 힘에 밀려 몸이 앞으로 굽어지고, 계속되는 작은 골절들로 인해 등이 비둘기 가슴처럼 굽어지게 된다. 골절이라 하면 팔다리가 '뚝' 부러지는 장면을 떠올리기 쉽지만, 척추 골절은 마치 젖은 메줏덩어리나 푸석푸석해진 연탄처럼 주저앉는 형태로 나타난다. 팔다리 골절은 깁스를 하고 쉬면 되지만, 척추 골절은 고정할 수 없고 일상생활 중에도 지속적으로 압력을 받기 때문에 회복이 매우 더디다.

골절이 노인의 삶을 바꾼다

이러한 척추 골절이 노인의 삶에 미치는 영향은 막대하다. 골절이 발생하는 그 순간, 노인의 삶은 불과 5분 전과 완전히 달라진다. 독립적으로 살고 싶던 바람, 가족과의 행복한 시간들을 계획하던 사고 구조가 통증에 몰입하게 된다. 혼자 생활하는 것이 불가능해지고, 대소변 처리조차 어렵게 된다. 식사를 준비하며 가족을 돌보던 일상은 한순간에 타인의 도움 없이는 하루도 버티기 힘든 삶으로 전환된다.

예방의 타이밍은 '지금'이다

그렇다면 어떻게 해야 노인의 척추 골절을 예방할 수 있을까? 해답은 바로 지금 이 순간부터 시작해야 한다. 첫째, 연 1회 골다공증 검사를 통해 골밀도를 확인하고, 필요하다면 치료를 시작해야 한다.

둘째, 칼슘 섭취는 기본이며, 칼슘의 흡수를 돕는 비타민 D 보충과 햇볕을 쬐는 시간도 필요하다. 이 정도는 스스로 실천할 수 있는 예방 방법이다. 여기에 더해 의사의 도움으로 전문적인 골다공증 치료제를 사용하는 것도 고려해야 한다. 이 모든 과정은 골다공증 수치를 낮추고 척추 골절을 예방하는 중요한 단계다.

생활 속 배려가 더해져야 한다

중증 이상의 골다공증을 가진 노인은 작은 충격에도 척추 골절이 발생할 수 있다. 버스나 승용차에서 덜컹거리는 충격, 미끄러운 길에서의 엉덩방아도 원인이 된다. 이때 "이 정도는 괜찮겠지"라고 넘기는 일은 위험하다. 노인의 경우 하루이틀이 지나도 통증이 지속된다면, 이미 골절이 발생했을 가능성이 높다는 민감한 인식이 필요하다.

특히 여성의 경우, 가족의 관심과 배려가 매우 중요하다. 여성은 가임기에 자녀를 출산하면서 체내 칼슘의 상당 부분을 아이에게 전달하기 때문에, 노년기에 칼슘 부족으로 인한 골다공증과 척추 골절 가능성이 훨씬 높아진다. 많은 자녀를 출산한 어머니일수록 골밀도는 낮을 수밖에 없다. 이를 자녀들이 인식하고, 어머니의 골절 예방을 위한 배려와 조치를 실천하는 것이 무엇보다 중요하다.

골다공증 관리, 건강 관리 능력(H)의 바로미터

골다공증은 소리 없이 뼈를 무너뜨리는 노년의 침묵의 병이다. 한순간의 골절은 단지 뼈만이 아니라 삶 전체의 균형을 무너뜨린다.

HEMR 테스트에서 'H' 항목, 즉 건강 관리 능력을 평가할 때, 골밀도 유지와 골절 예방을 위한 자기 관리 능력은 매우 핵심적인 판단 지표가 된다.

정기적인 검사, 기본 영양소 섭취, 가족의 돌봄 요청, 조기 대응 감각까지 이 모든 것은 단순한 예방 차원을 넘어, 삶의 독립성과 존엄을 지키는 능력이다.

9

감기와 독감,
노년기에 더욱 중요해지는 예방과 관리

노년기 감기와 독감, 예방이 중요하다

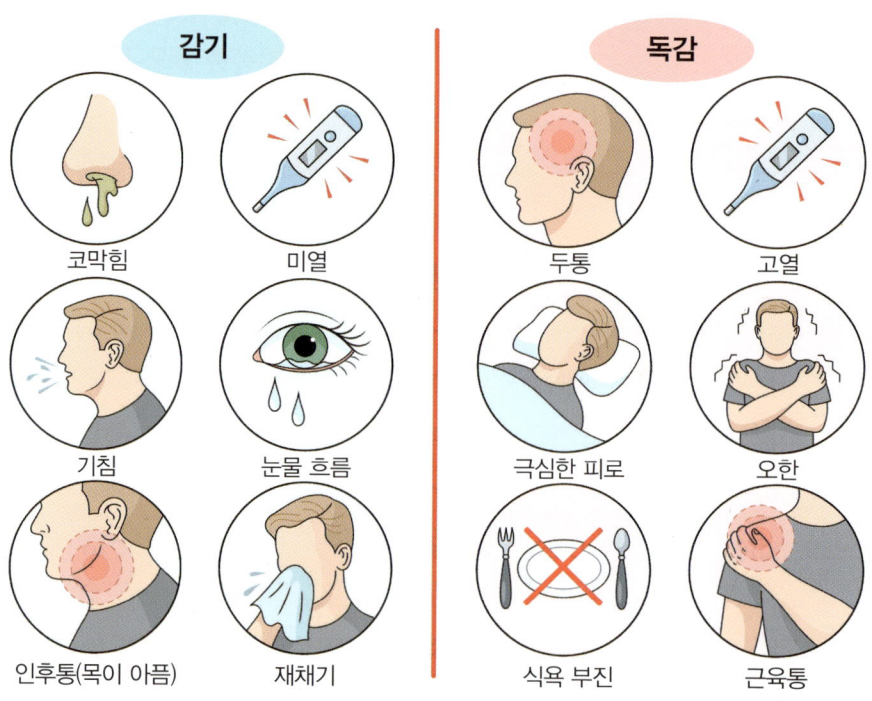

갑작스러운 계절 변화는 면역력을 시험한다

일상 속 기온 변화는 생각보다 빠르게 우리 몸에 영향을 미친다. 평소보다 차가운 바람이 스며들거나 실내외 온도 차가 커지면, 우리 몸의 생체 리듬은 이를 민감하게 받아들여 호흡기 질환에 더 쉽게 노출되기 때문이다. 이런 때가 되면 사람들의 발길이 병원을 향하게 된다. 바로 독감 예방 주사를 맞기 위해서다. 집 안과 밖의 온도가 10도 이상 차이만 나도, 36.5도의 항상성 온도를 유지하려는 우리 몸의 생체 리듬은 혼란을 겪는다. 민감한 온도 변화에 우리 몸이 적응하지 못하는 순간, 호흡기 질환이 찾아온다. 감기와 독감이 그 대표적인 질환이다.

감기와 독감은 다르다, 그러나 모두 조심해야 한다

감기와 독감은 얼핏 보면 비슷해 보이지만, 전혀 다른 질환이다. 원인이 되는 바이러스부터 다르고, 증상과 치료 방법까지 다르다. 공통점이 있다면, 둘 다 면역력이 약해지는 노년기에 매우 위험할 수 있다는 점이다.

감기는 연중 언제나 발생할 수 있으며, 약 200종의 바이러스가 원인이다. 주로 콧물, 기침, 가벼운 열, 두통 같은 증상이 나타나며, 대부분은 큰 위험 없이 자연 치유된다. 그러나 노년층에서는 감기가 더 심각한 문제로 발전할 가능성이 있어 신속한 관리가 필요하다.

독감은 더 강하고, 더 빠르게 온다

한편 독감은 인플루엔자 바이러스에 의해 발생하며, 감기와는 달리 갑작스럽게 고열(38도 이상), 두통, 근육통 등의 증상이 강하게 나타난다. 인플루엔자 바이러스는 A형과 B형이 있으며, 특히 A형은 H와 N 단백질 조합에 따라 다양한 변종을 만들 수 있어 더 위험하다.

전염성이 강한 독감은 노인들에게 치명적인 결과를 초래할 수 있어 각별한 예방이 요구된다. 특히 유행 시기인 11월에서 12월 전까지 예방접종을 받는 것이 권장된다. 보통 독감 환자가 가장 많은 시기는 12월에서 1월이기 때문에, 늦어도 11월까지는 접종을 마치는 것이 좋다.

유행이 이미 시작된 뒤라 해도 독감에 걸리지 않았다면 예방 주사는 여전히 효과가 있다. 게다가 최근 3년간 유행했던 코로나바이러스가 독감 증상과 유사한 양상으로 남아 있어, 증상이 발생하면 내과 전문의의 진료를 받는 것이 필요하다.

예방 백신, 3가보다 4가가 더 넓은 방어 범위

노인의 경우 예방 접종 효과가 다소 낮아질 수는 있으나, 그래도 독감 예방 접종은 매우 중요하다. 예방 백신은 해당 연도에 유행할 것으로 예상되는 변종 바이러스를 기준으로 제작되며, 3가 백신은 주요 변종 3가지, 4가 백신은 4가지를 포함하고 있다.

4가 백신은 더 넓은 범위의 바이러스를 예방할 수 있어, 면역력이 약한 노년층에게는 보다 안전한 선택이 될 수 있다. 다만 비용의 차이가 있으므로, 개인의 건강 상태와 필요에 따라 적절히 선택해야 한다.

생활 습관이 면역력을 지킨다

노년기에는 면역력이 자연스럽게 약해지기 때문에, 감기나 독감과 같은 바이러스 질환에 더 쉽게 노출될 수 있다. 이를 예방하기 위해서는 규칙적인 생활 습관이 필수다.

일찍 자고 일찍 일어나는 수면 리듬, 낮 시간 햇볕을 쬐는 활동, 외출 후 손 씻기 등 기본적인 위생 수칙은 가장 효과적인 예방책이 될 수 있다. 비타민 C 같은 영양소를 꾸준히 섭취하는 것도 면역력을 높이는 데 도움이 된다. 좋은 영양 상태는 감염되더라도 증상을 가볍게 하고, 회복 속도를 빠르게 할 수 있다.

감기가 폐렴으로 발전할 수 있다

감기에 걸린 후 1주일 이상 증상이 지속된다면, 폐렴과 같은 합병증을 의심해야 한다. 특히 노년층은 감기와 폐렴의 경계가 흐려질 수 있어 더욱 주의가 필요하다.

1주일 이상 감기 증상이 호전되지 않는다면 흉부 엑스레이 촬영을 통해 폐렴 여부를 확인받는 것이 안전하다.

감염 경로 차단이 최고의 보호책이다

감기와 독감은 주위 사람을 통해 감염될 수 있다. 노년층은 특히 감염 관리에 더욱 신경 써야 한다. 가족 중 감기 환자가 있다면, 실내 환기를 자주 하고 마스크를 착용해 감염을 막아야 한다. 환자 자신도 마스크를 착용해 가족에게 감염을 전파하지 않도록 하는 것이 중요하다.

타미플루, 초기 치료에 효과적이다

타미플루와 같은 항바이러스제는 독감 치료에 사용되며, 중증 환자나 노년층에게는 초기에 복용할 경우 증상 완화에 효과적이다. 그러나 이러한 약제는 반드시 병원에서 처방받아야 하며, 자가 판단보다 의료 전문가의 진단이 우선돼야 한다. 노년층의 경우, 빠른 치료 여부가 생명에 영향을 줄 수 있다.

정신적 안정이 곧 면역력이다

노년기에 감염병을 예방하려면 강한 면역력을 유지하는 것이 가장 중요하다. 규칙적인 운동, 충분한 수면, 균형 잡힌 식단은 기본이며, 이와 더불어 정신적 활력(Mental Well-being) 또한 면역력 유지의 핵심이다.

마음이 안정되고 긍정적일수록 스트레스 호르몬이 줄고, 면역세포는 더 활발히 움직인다. 노인이 스스로 건강을 지켜내려는 의지와 삶에 대한 태도가 강할수록, 감기와 독감 같은 질병에도 쉽게 무너지지 않는다. 젊은 노인으로 살아가기 위한 핵심은 결국 몸과 마음을 함께 관리하는 데 있다.

10
척추의 중립, 꼿꼿한 노년 인생
바른 척추, 건강한

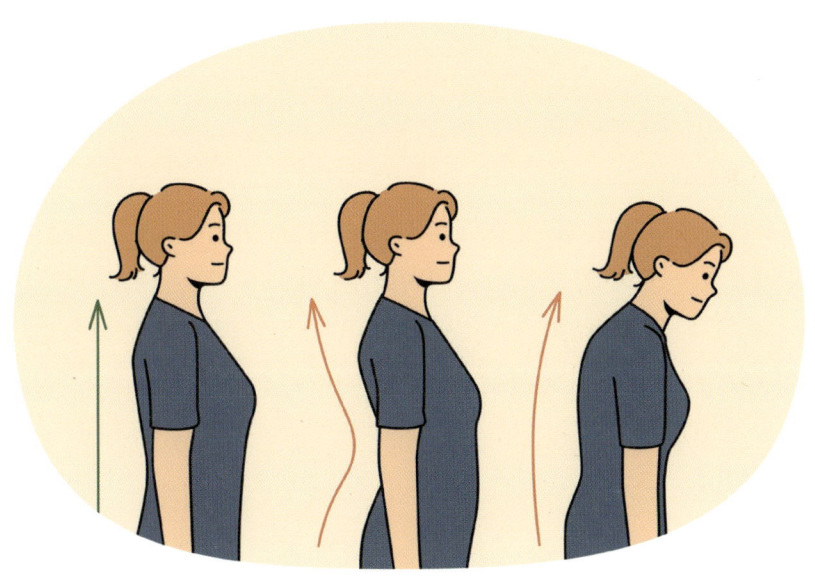

굽은 등, 노인의 상징이 아니다

유치원생들이 부르는 동요 중에 '꼬부랑 할머니'라는 노래가 있다. 척추가 꼬불꼬불하게 굽어 있는 모습이 고정된 노인의 이미지로 자리 잡고 있기 때문이다.

그렇다면 건강한 척추란 무엇일까? 건강한 척추는 척추의 중립 정렬, 즉 바른 정렬 상태에 있는 척추를 말한다. 이 중립 정렬이란 7개의 경추, 12개의 흉추, 5개의 요추, 그리고 천골과 미추가 자연스러운 만곡 곡선을 유지하고 있는 상태를 의미한다.

중립적인 척추 정렬은 미관상으로도 단정한 인상을 주며, 골반과 하지·상지의 기능 연결을 안정화시키고 내부 장기의 건강한 작동을 도우며, 체중을 균형 있게 분산시킨다. 또한 외부 충격을 흡수하고 완화하는 기능까지 수행한다.

척추 중립 상태, 스스로 확인하는 법

척추 중립을 스스로 확인하는 간단한 방법이 있다. 거울 앞에 서서 어깨의 높이가 좌우로 같은지, 배꼽에서 머리까지의 선이 수직을 이루는지를 본다. 측면에서는 어깨가 앞으로 굽어 있거나 머리가 거북이처럼 앞으로 나와 있는지 확인해 보면 된다.

의학적으로는 척추의 정렬 상태를 관상면(정면)과 시상면(측면)으로 구분해 본다. 관상면에서는 머리 정수리에서 목, 배꼽, 골반이 일직선을 이루는 상태가 이상적이다. 시상면에서는 머리끝부터 귀 옆, 어깨선, 허리 중심, 골반까지 이어지는 척추가 두 개의 S자 곡선을 자연스럽게 유지하고 있는 것이 좋다.

척추 정렬이 무너지면 오는 문제들

관상면에서 척추 정렬이 무너지면 중심축이 흔들리게 되어, 마치 오뚝이처럼 불안정한 자세가 된다. 이는 피로감 증가와 에너지 손실로 이어지며 각종 질병을 유발한다.

시상면에서 S자 곡선이 무너지면, 목 통증, 두통, 허리 통증이 나타나고,

충격을 흡수하지 못하는 구조가 되어 골절에 취약한 상태가 된다.

사람은 다른 척추동물과 달리 척추가 위에서 아래로 수직으로 쌓여 있는 구조이기 때문에, 중력에 따른 압박이 그대로 하중으로 전달된다. 이때 척추의 중립 정렬이 깨지면 그 압박을 분산하지 못해 다양한 질환을 유발한다. 대표적인 예가 거북목, 일자목이다. 이 경우 머리가 앞으로 쏠리며, 목뒤 근육의 과도한 긴장으로 두통, 얼굴 비대칭, 눈의 피로, 턱관절 통증이 생긴다.

흉추·요추 부정렬이 장기 기능에 미치는 영향

흉추 부위가 부정렬될 경우 척추측만증, 척추만증 등의 문제가 발생하며, 이는 곧 폐, 심장, 간, 위 등 내부 장기의 기능 저하로 이어진다.

복강 내 압력이 높아지면 간과 장기들이 지속적인 스트레스를 받게 되고, 이는 소화 불량과 호흡 곤란으로도 나타난다.

허리는 척추 부정렬이 가장 쉽게 발생하는 부위이다. 삐딱한 자세로 장시간 앉아 있거나, 소파에 기대 구부정하게 앉거나, 방바닥에서 양반다리를 오래 하면 척추 전후 근육 밸런스가 무너진다. 이로 인해 디스크(추간판)가 손상되고, 심해지면 신경 마비, 디스크 탈출, 척추협착증, 척추 불안정성까지 초래할 수 있다.

척추 건강, 생활 속 실천이 먼저다

그렇다면 어떻게 척추의 중립을 유지하거나 회복할 수 있을까?

① 장시간 같은 자세 피하기

구부정한 자세로 소파에 앉거나, 바닥에 양반다리를 오래 하거나, 스마트폰을 오랫동안 숙여 보는 자세는 피해야 한다.

② 스트레칭 루틴 만들기

30분~1시간마다 고개를 들어 먼 산이나 하늘을 바라보며 목과 허리를 펴주는 스트레칭을 생활화한다. 하루에 10번 이상 가볍게 고개 들기와 허리 펴기를 반복하는 것만으로도 척추 건강에 효과가 있다.

③ 등 근육 강화 운동

국민체조처럼 간단한 스트레칭만으로도 큰 도움이 되며, 복근보다 등 쪽 근육을 강화하는 운동이 척추 건강에 더욱 효과적이다.

삼가야 할 자세, 그리고 병원 진료의 중요성

노년층 여성들 중 몸이 앞으로 굽어 손수레(보행 보조기)에 의지해 걷는 경우가 많다. 하지만 이 자세는 허리 근육을 더욱 약화시키고, 척추 변형을 가속화시킨다. 이미 척추 질환이 발생한 경우라면 주저하지 말고 병원에 방문해야 한다.

많은 사람들이 수술을 두려워하지만, 실제로 디스크나 협착증으로 수술이 필요한 경우는 전체의 약 10%에 불과하다. 대부분의 환자들은 비수술적 보존 치료만으로도 호전될 수 있으며, 80~90세의 고령 환자도 운동 요법, 주사 요법 등으로 도움을 받을 수 있다.

지금 이 순간의 통증이 오히려 척추 질환 예방의 가장 좋은 타이밍이라는 점을 기억할 필요가 있다.

척추의 정렬은 삶의 중심을 지킨다

바른 척추는 단순히 외형의 문제가 아니다. 내장기 건강, 에너지 효율, 균형 감각, 노화 속도까지 좌우하는 생리적 축이다.

HEMR 테스트의 'H' 항목, 즉 건강 관리 능력에서도, 척추의 정렬을 인식하고 유지하려는 자기 관리의 민감도는 매우 중요한 평가 지표다.

꼿꼿한 척추는 의미 있는 노년의 시작점이 될 수 있다.

지금 거울을 보며 고개를 들고, 허리를 펴는 것부터 노년 건강의 회복은 그렇게 시작된다.

11
겨울철 노인의 고혈압 관리, 건강한 겨울을 위한 전문 지침

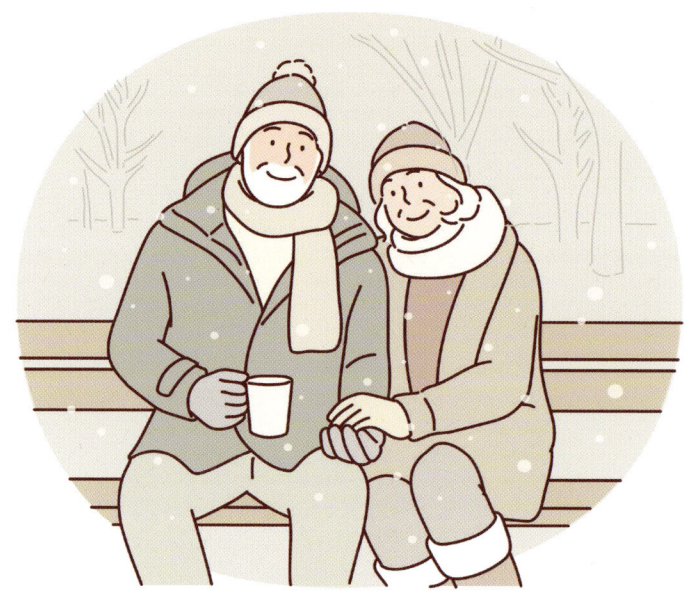

겨울철, 노인의 건강을 위협하는 복합 요인들

날씨가 쌀쌀해지면 젊은 노인들의 건강이 더욱 염려된다. 이 시기에는 호흡기 질환, 심혈관 질환, 그리고 얼음판에 미끄러지는 낙상 사고까지 다양한 건강 위협 요소가 동시에 증가한다. 특히 차가운 공기와 실내외 온도 차이로 인해 우리 몸은 평소와는 다른 환경에 노출되며, 이는 노인들에게 혈압 상승을 유발해 심혈관계 문제를 초래할 수 있다.

일반적으로 기온이 낮아질수록 말초혈관이 수축하여 열 손실을 줄이려는 생리적 반응이 일어나는데, 이로 인해 심장이 더 큰 압력으로 혈액을 공급해야 하며 자연스럽게 혈압이 상승한다. 특히 혈관의 탄력이 떨어지고 동맥경화가 진행 중인 노인에게 이러한 반응은 더 큰 위험으로 작용한다. 급격한 온도 변화는 뇌출혈, 심근경색 같은 중증 질환으로 이어질 수 있다.

체온 유지가 첫 번째 수칙

겨울철 혈압 관리의 첫 번째 수칙은 체온 유지다. 노인은 체온 조절 능력이 떨어지기 때문에 조금만 추워도 몸이 쉽게 긴장할 수 있다. 목도리, 장갑, 모자 등 보온성을 높여주는 옷을 착용하여 체온을 유지하고, 실내에서도 적정 온도를 유지하는 것이 중요하다. 특히 추운 날 외출할 때는 찬바람을 피할 수 있는 의류를 착용하여 급격한 혈압 상승을 예방해야 한다.

생활 습관 개선이 혈압 안정에 미치는 영향

혈압 관리는 평소 생활 습관과 밀접하게 연관되어 있다. 규칙적인 운동과 충분한 수면, 균형 잡힌 식단은 겨울철 혈압을 안정시키는 데 큰 도움이 된다. 운동을 할 때는 갑작스럽게 나가서 고강도의 운동을 피하고, 실내에서 스트레칭이나 걷기부터 시작해 몸을 천천히 데우는 것이 중요하다. 운동 중에는 체온이 너무 높아지지 않도록 주의하고, 운동 후에는 몸을 서서히 식혀주는 것이 좋다. 운동 파트너와 함께 운동하며 서로의 상태를 점검하는 것도 좋은 방법이다.

식습관 조절과 체중 관리

겨울철 혈압 관리를 위한 두 번째 수칙은 저염식이다. 소금 섭취를 줄이고, 짜지 않은 음식 위주로 식단을 구성하여 혈압 상승을 예방할 수 있다. 단백질을 포함한 균형 잡힌 영양소 섭취는 근육 손실을 방지하고 혈관의 탄력을 유지하는 데 도움이 된다. 백미, 흰 밀가루, 설탕과 같이 혈당이 급격히 올라갈 수 있는 정제된 탄수화물 섭취를 줄이고, 과일과 채소를 통해 비타민과 미네랄을 충분히 보충하는 것이 좋다. 특히 비타민 C와 D는 면역력과 혈관 건강을 유지하는 데 중요한 역할을 한다.

겨울에는 활동량이 줄어들면서 체중이 증가하기 쉬운데, 이는 고혈압 관리에 부정적인 영향을 미친다. 체중이 증가하면 혈압도 상승할 가능성이 높아지므로, 꾸준한 체중 관리가 필요하다. 칼로리 조절을 위해 식단에 신경 쓰고, 실내 운동으로 활동량을 유지하는 것이 중요하다.

응급상황 대비와 정기적 측정의 중요성

겨울철 고혈압 환자에게 가장 우려되는 상황은 혈압이 갑자기 급상승하여 심장마비나 뇌출혈로 연결되는 경우다. 뇌혈관이나 심장혈관의 경색은 뇌경색이나 심근경색으로 이어져 생명의 위협까지 초래할 수 있다. 외출 시에는 휴대폰을 반드시 소지하고, 응급 상황 발생 시 도움을 받을 수 있도록 가족이나 의료진의 연락처를 미리 설정해 두는 것이 좋다. 혈압약은 반드시 정기적으로 복용해야 하며, 갑작스러운 혈압 상승이나 이상 증상이 나타나면 지체 없이 병원을 찾아야 한다.

고혈압 환자는 정기적으로 혈압을 측정하여 자신의 건강 상태를 점검해야 한다. 아침과 저녁 하루 두 차례 측정하고, 일정 기간 동안 수치를 기록해

두면 변동 상황을 파악하고 주치의에게 정확히 전달할 수 있다. 이는 개인의 질병 예후를 개선하는 데 중요한 역할을 한다.

고혈압과 정신적 활력(Mental vitality)의 연결

이 모든 신체적인 조치들 외에도, 고혈압 관리에서 결코 간과할 수 없는 것은 바로 정신적 안정이다. 심리적 긴장과 스트레스는 교감신경을 활성화시켜 혈관을 수축시키고, 혈압을 상승시킨다. 반면, 내면의 평안과 정서적 안정은 부교감신경계를 활성화시켜 혈압을 안정시키는 데 도움을 준다. 고혈압을 관리하는 과정에서 명상, 기도, 여유로운 대화, 긍정적인 사고방식은 단순한 '마음의 평화'를 넘어서, 실제 혈압 수치와 전신 건강에 깊이 관여하는 요소다.

정신적 활력(Mental vitality, M)은 고혈압과 같은 만성 질환의 악화를 막고, 신체 전반의 회복력을 높이는 중요한 열쇠다. 그러므로 고혈압 환자에게 있어 내면의 안정을 지키는 삶의 태도는, 약물치료만큼이나 필수적인 건강 수칙이 된다.

예방은 자기 사랑의 표현이다

겨울철은 고혈압 환자에게 위험 요소가 많은 계절이지만, 체계적인 관리와 예방을 통해 건강을 지킬 수 있다. 미리 대비하고 생활 습관을 개선함으로써 계절 변화에도 흔들림 없는 건강을 유지하는 것은 단순한 치료의 문제가 아니라, 자신을 아끼고 돌보는 삶의 태도다.

12

꼬부랑 휜 허리,
구르마 끌기보다 백팩을 매는 것이 좋다

허리 건강을 지키는 생활 습관

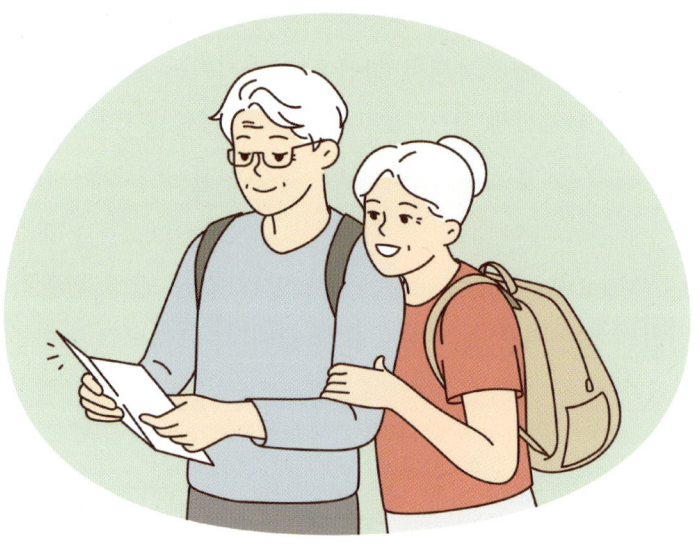

허리 굽힘은 노화가 아니라 질병이다

어느 동네를 가든 허리를 굽히고 구르마에 의지해 아슬아슬하게 걷고 계신 노인들을 볼 수 있다. 마치 노인의 상징처럼 여겨지는 할머니들의 꼬부랑 허리. 과연 이 모습은 자연스러운 세월의 흔적일까? 전혀 그렇지 않다. 굽은 허리는 명백한 질병이다.

골밀도가 약해지는 골다공증으로 인해 척추가 체중을 지탱하기 어려워지면 압박과 통증이 신경으로 전달되는데, 희한하게도 허리를 앞으로 구부리면 통증이 줄어든다. 이 임시방편의 자세가 습관화되고 질병으로 발전한 것이 바로 꼬부랑 허리다. 대표적인 관련 질환이 척추관 협착증이다.

협착증은 자세와 생활 습관의 결과다

척추관 협착증은 하루아침에 생기는 병이 아니다. 오랜 세월 몸을 앞으로 숙이고, 물건을 몸 앞쪽으로 들어 옮기는 생활을 반복해 온 결과, 등은 자연스럽게 굽고 허리 근육은 점점 약해진다.

척수 신경관 앞뒤로 각각 두 군데씩 있는 근육 기둥의 균형이 깨지면 척추가 점점 앞으로 기울게 된다. 앞쪽 복부를 지나 다리로 향하는 장요근은 짧아지고, 뒤쪽의 척추기립근은 늘어나면서 약해진다. 결국 서서히 굽어지는 자세가 고착화된다.

특히 만성 골다공증이 있는 노인의 경우, 척추뼈는 앞쪽이 좁은 마름모꼴로 변형되고, 디스크는 수분이 빠지면서 퇴행해 납작한 쭉정이처럼 된다. 척추관은 척수가 지나가는 통로이며, 황색인대·척추돌기·추간판 섬유륜 등 다양한 조직이 함께 위치한다. 이 조직들이 노화로 퇴행하며 척추관이 좁아지게 되는 것이다.

협착증의 특징적인 증상

협착증의 주요 증상은 허리 통증이다. 통증은 엉덩이, 항문까지 퍼지며, 다리의 감각 및 근력이 줄어든다. 디스크 질환은 허리를 펴면 통증이 줄어드나, 척추관 협착증은 반대다. 허리를 펴거나 걸을수록 더 아프고, 구부려야 통증이 완화된다.

누워 있는 것보다 서 있는 자세가 편하다고 느끼지만, 막상 걷기 시작하면 10분도 채 걷기 어렵다. 증상이 심해질수록 통증은 더 강해지고, 보폭은 짧아지며, 발목뿐 아니라 종아리, 허벅지, 엉덩이까지 감각 이상이 확산된다.

예방은 바른 자세에서 시작된다

협착증은 무엇보다 예방이 중요하다. 구부정한 자세 습관을 바로잡아야 한다. 잘못된 자세는 척추 관절을 두껍게 만들고, 주변 조직의 퇴행을 촉진시킨다.

걷거나 앉을 때는 허리를 펴고, 장시간 같은 자세를 피하며 스트레칭을 자주 해 주는 것이 중요하다. 쪼그려 앉기, 잘못된 자세로 물건 들기 같은 행동은 삼가야 한다.

운동으로는 장요근을 늘리고 척추기립근을 강화하는 것이 좋다. 척추를 곧게 세운 상태에서 하는 운동들이 해당되며, 허리를 펴고 걷는 것만으로도 큰 도움이 된다.

구르마보다 백팩이 낫다

특히 강조하고 싶은 부분은 구르마 사용을 자제하라는 것이다. 구르마를 잡고 걷는 자세는 척추의 후만증을 더 악화시키고, 허리를 더 굽게 만든다. 척추 질환을 치료하는 의사의 입장에서 보면, 구르마는 오히려 회복을 방해하는 도구다.

대신 백팩을 매는 것이 훨씬 낫다. 백팩 안에 물병처럼 약간의 무게감을 줄 수 있는 물건을 넣어 척추기립근을 자연스럽게 운동시켜 주면, 척추 밸런스가 회복되고 등이 펴지는 데에 도움이 된다.

적절한 진단과 치료 시기를 놓치지 말 것

허리 통증이나 다리 저림 증상이 2주 이상 지속된다면, 정형외과 전문의의 진료와 함께 X-ray, CT, MRI 등의 검사를 통해 척추관 협착의 진행 정도를 정확히 파악해야 한다.

초기에는 물리치료나 약물치료만으로도 증상이 호전될 수 있다. 상태가 더 진행된 경우라면 신경 차단술, 척추 성형술과 같은 비수술적 치료를 고려할 수 있다. 비수술 치료에도 호전이 없을 경우, 수술을 고려하게 된다.

수술은 절개 부위를 최소화하고 현미경 감압술로 척추관을 넓히며, 동시에 척추 고정술을 통해 굽은 허리를 교정하기도 한다. 하지만 가장 중요한 원칙은 치료 시기를 놓치지 않는 것이다.

수술 시기가 늦어지면 수술 범위가 넓어지고, 척추의 여러 마디에 걸쳐 만성화되면서 신경 손상과 같은 심각한 후유증이 생길 수 있다. 이미 진행된 상태라면 무리한 수술보다는 통증과 불편을 최소화하는 관리 중심의 치료가 현명할 수 있다.

허리를 펴는 것이 곧 품격이다

인간의 신체적 아름다움은 꼿꼿이 선 자세에서 가장 빛난다. 나이가 들어서도 자세가 무너지지 않은 몸은 노년의 격조와 자존감을 드러낸다. 주름살을 펴는 것보다, 허리를 펴는 것이 더 중요하다.

HEMR 테스트의 H 항목, 즉 건강 관리 능력은 단지 질병의 유무만이 아니라, 이런 바른 자세와 예방적 생활 습관을 얼마나 주체적으로 실천하느냐에 달려 있다. 허리 하나 곧게 세우는 것에서부터, 진정한 건강 관리의 수준이 드러난다.

Ⅱ. 운동 및 신체 활동

　HEMR 생체 나이 방정식에서 'E' 항목은 Exercise & Mobility, 즉 운동과 움직임을 뜻하며, 건강 수명을 지탱하는 두 번째 핵심 기둥이다. 이 항목은 단순히 '운동을 하라'는 조언을 넘어서, 움직일 수 있는 몸을 어떻게 유지할 것인가에 대한 전략을 제시한다.

　특히 이 섹션에서는 운동과 움직임을 방해하는 구체적인 질환들인 낙상, 회전근개 손상, 무혈성 괴사, 퇴행성 고관절염 등을 다루며, 그에 대한 예방과 치료, 회복 방법까지 함께 설명한다. 단순한 건강 정보가 아닌, 젊은 노인으로 살아가기 위한 실질적 길을 함께 제시하는 것이다.

　근감소와 관절 퇴행, 균형감각 저하와 같은 노화 현상은 결국 움

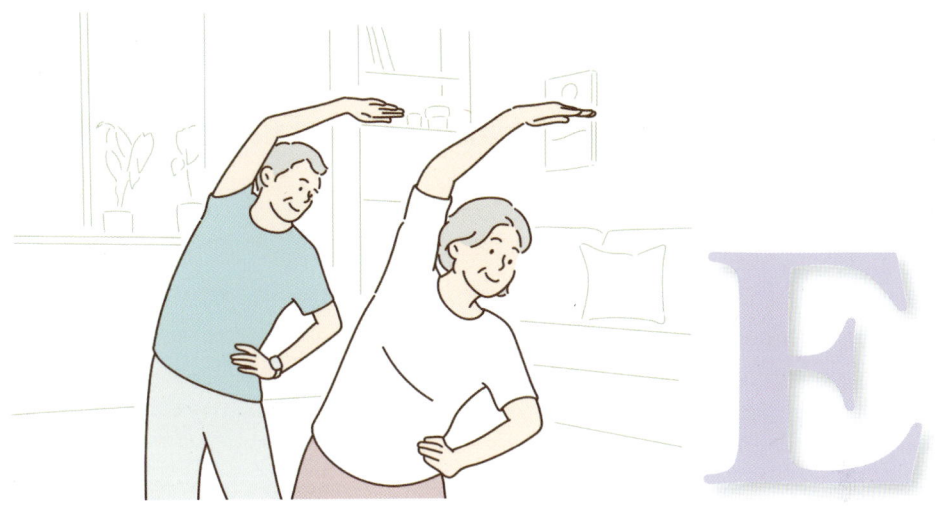

Exercise & Mobility

직임을 잃게 만든다. 반대로, 적절한 치료와 올바른 운동은 몸의 회복력을 다시 끌어올릴 수 있다. 바로 그 회복의 방법을, 이 항목에서 다루게 될 13개의 칼럼을 통해 구체적으로 살펴본다.

각 칼럼은 특정 부위의 해부학적 기능과 질병, 그에 대응하는 치료법과 운동 전략을 포함하며, 일상 속에서 실천 가능한 지침을 제공한다.

운동은 단순한 선택이 아니라, 생존을 위한 회복 전략이다.

움직임이 있는 삶은 곧 건강하고 자유로운 삶이다.

13

낙상, 한 발 서기 가능하면 넘어지지 않는다

낙상 예방, 균형 감각이 핵심

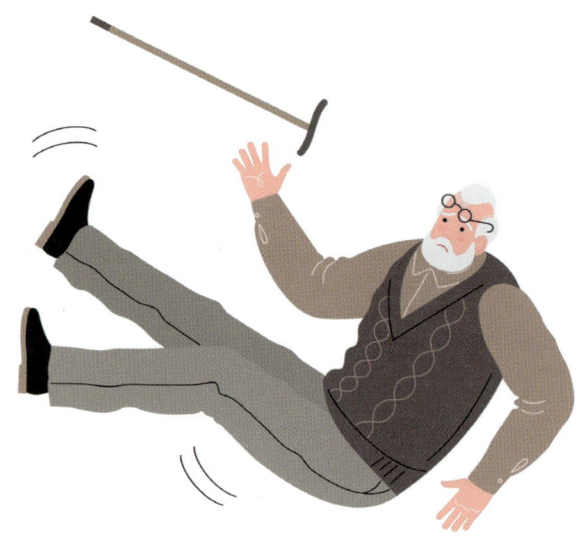

낙상은 노인의 삶을 바꾸는 중대한 사고

어린아이들과 노인들에게는 공통점이 있다. 바로 잘 넘어진다는 것이다. 아이들은 아직 근육과 운동신경이 충분히 발달하지 않아 넘어지지만, 대개 큰 문제가 되지 않는다. 하지만 노인의 경우는 다르다.

많은 노인들이 암, 고혈압, 당뇨 같은 만성질환 관리에 집중하지만, 실제로 65세 이상에서 낙상은 교통사고 다음으로 많은 사망 원인이다. 낙상은 단순한 사고가 아니라, 삶의 기반을 흔드는 중대한 위기다.

낙상이 남기는 치명적인 결과들

매년 65세 이상 노인 중 낙상으로 사망하는 수가 80만 명을 넘는다. 암이나 당뇨를 잘 관리하다가도 한 번의 낙상으로 고관절 골절이 발생하면, 입원 후 1년 안에 사망에 이르는 경우도 흔하다. 골절 수술을 받은 노인 중 3명 중 1명은 2년 내 사망하고, 절반 이상은 다시는 정상 보행으로 돌아가지 못한다.

그 이유는 빠른 속도로 진행되는 근감소증 때문이다. 노인의 경우, 골절 후 단 1주일 만에 전체 근육량의 10% 이상이 줄어들 수 있으며, 이는 일어설 수 있는 힘조차 앗아갈 수 있다.

골절이 부르는 연쇄적인 합병증

고관절이 골절되면 혈액과 체액이 몸통 쪽으로 몰리게 되고, 이로 인해 생존 근육인 호흡근이 약해져 숨쉬기가 힘들어진다. 심장에도 부담이 쌓여 심박수가 빨라지고, 결국 심부전증으로 이어질 수 있다.

배설 기능의 저하로 욕창, 골수염, 패혈증이 유발되며, 장기적인 활동 제한은 혈액순환을 막아 혈전을 만들고, 이는 다시 뇌경색, 중풍의 위험을 높인다. 면역력이 떨어진 상태에서는 요로감염, 폐렴과 같은 질병에도 취약해진다.

노인의 뼛속에는 조혈모 줄기세포보다 지방세포가 주로 많아서 골절이나 수술 후 지방과 혈전이 혈관을 타고 돌아다니면서 폐색전증을 유발하기도 한다. 이는 산소와 영양 공급을 막아 생명에 위협이 될 수 있다.

진단이 늦어질수록 회복은 어렵다

고관절 골절 후 정확한 진단이 지연되면, 노인의 일상생활 자체가 중단되며, 거동도 어려워진다. 고관절 주위 출혈은 1리터 이상에 이를 수 있고, 이는 만성 빈혈과 소화관 출혈, 담낭염, 폐렴 등 2차 질환으로까지 이어질 수 있다.

노인은 왜 자주 넘어지는가?

낙상의 원인은 다양하다. 시력·청력의 약화, 무릎과 발 기능 저하, 팔·다리 말단 근육의 위축으로 인한 충격 흡수력 저하, 치매나 파킨슨병과 같은 뇌 질환, 약물 부작용 등도 주요 요인이다.

특히 진정제, 항우울제 등 뇌 기능을 억제하는 약물은 몸의 방어 반응을 떨어뜨려 낙상 가능성을 높인다.

균형 감각, 낙상 예방의 핵심

낙상의 원인은 많지만, 결국은 균형 감각의 문제로 수렴된다. 이는 내이(內耳) 안쪽의 전정기관과 깊이 연결돼 있다. 달팽이관에 위치한 이 기능은 신체의 회전, 수평, 위치 감각을 조절해 넘어지지 않도록 돕는다.

이 기능에 문제가 생기면, 돌발성 어지럼증, 이명, 난청, 그리고 심각한 평형장애가 나타난다. 낙상 위험은 그만큼 높아진다.

균형 감각을 키우는 세 가지 운동법

① 허벅지·종아리 근육 단련 운동

의자에 앉았다 일어나기를 하루 3회, 회당 20번씩 반복한다. 팔을 쓰지 않고 다리 힘만으로 일어나야 효과가 있다.

② 제자리걸음 운동

무릎을 들어 올리며 하루 3회, 5분씩 제자리 걷기를 한다. 허벅지와 종아리 근육을 고르게 자극하고 균형을 돕는다.

③ 한쪽 다리로 1분 서기 운동

양쪽 다리 모두 1분 이상 버틸 수 있도록 연습한다. 처음에는 흔들리더라도 꾸준히 하면 균형 감각과 고유수용성 감각이 향상된다. 눈을 감고 해보는 것도 도전할 만하다.

이 세 가지 운동은 실내에서 안전한 환경에서 하는 것이 좋으며 가능하다면 보호자나 가족이 곁에서 함께하는 것이 좋다. 넘어질 경우를 대비해 쿠션 등을 미리 배치해 두는 것도 중요하다.

낙상 예방은 질병 예방보다 우선이다

낙상은 한순간에 삶을 무너뜨릴 수 있다. 위에 소개한 균형 감각 회복 운동은 간단하지만, 그 효과는 크다.

낙상을 막는 것은 단지 부상을 방지하는 것이 아니라, 노인의 자율성, 존엄, 생명력을 지키는 일이다.

HEMR의 E 항목, 낙상 예방이 핵심이다

HEMR 모델에서 E는 Exercise & Mobility, 즉 운동과 움직임의 지속 가능성을 평가한다. 그 핵심에는 균형 감각과 낙상 예방 능력이 있다.

움직임을 잃는다는 것은 곧 삶의 통제권을 잃는 것이다. 따라서 근육 단련, 균형 훈련, 신체 감각 회복은 E 항목의 필수 평가 요소이며, '젊은 노인'으로 살아가기 위한 가장 현실적이고 실천적인 해답이다.

14

무혈성 괴사, 남성 발병률 여성의 4배
고관절 괴사의 위험과 예방법

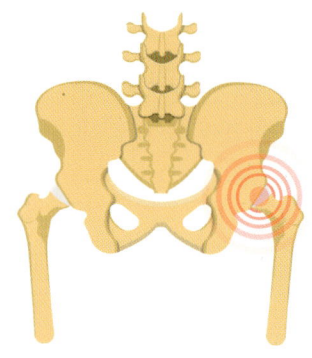
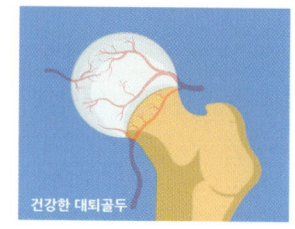
건강한 대퇴골두
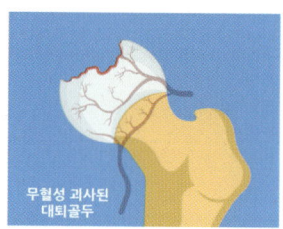
무혈성 괴사된 대퇴골두

무혈성 괴사 (골괴사)

몸의 중심, 그러나 말 없는 고관절

갓난아기의 뼈는 305개에서 시작해 성장하며 융합되고, 성인이 되면 206개의 뼈로 구성된다. 이 뼈들이 만들어내는 관절은 약 230개에 달하며, 숨 한 번 쉬는 순간에도 80개 이상의 관절이 작동한다.

이 중 가장 큰 관절이 바로 고관절이다. 사람들은 흔히 배를 몸의 중심이라 여기지만, 실제로 몸의 정중앙은 고관절이다. 앉고 일어나는 모든 움직임의 핵심이자, 상체와 하체를 연결하는 움직임의 축이다.

그러나 고관절은 조용하다. 문제가 생겨도 웬만해선 통증을 드러내지 않는다. 이 점잖고 관절에 증상이 나타났을 때는 이미 깊은 병이 진행된 경우가 많다.

허리 통증인 줄 알았지만, 고관절일 수 있다

고관절 통증은 허리 협착증과 혼동되기 쉽다. 엉덩이 뒤쪽 통증은 보통 허리 디스크, 사타구니 앞쪽 통증은 고관절 문제일 가능성이 크다.

또한 누워 있을 때 통증이 심하면 협착증, 다리를 회전하거나 양반다리 자세가 어렵다면 고관절 질환일 가능성이 높다.

고관절 질환은 크게 세 가지로 나뉜다. 첫째는 골절, 둘째는 고관절염, 그리고 셋째는 대퇴골두 무혈성 괴사다.

침묵 끝에 찾아오는 무혈성 괴사

무혈성 괴사는 고관절 그 자체보다는 허벅지뼈 끝, 즉 대퇴골두에 혈류 공급이 차단되면서 괴사가 발생하는 질환이다. 전체 환자의 약 60%는 양쪽에 동시에 나타난다. 초기에는 사타구니 주변에 통증이 가끔 느껴지는 수준으로 나타난다. 하지만 시간이 지나면서 괴사된 뼈가 주저앉거나 골절되면 본격적인 증상이 시작된다.

걷거나 움직일 때 절뚝거리게 되고, 다리 길이에 차이가 생기며, 양반다리로 앉지 못하게 되는 등 일상생활이 점점 제한된다.

무혈성 괴사의 범위와 통계

국내에서는 매년 1만 4천 명 이상이 무혈성 괴사 진단을 받고, 그중 6,500명 이상이 인공관절 수술을 받는다.

필자가 미국 유학 시절 근무했던 존스 홉킨스 병원의 무혈성 괴사 센터에서는 매년 50만 명 이상의 환자가 진료를 받았고, 일부 환자는 고관절뿐 아니라 무릎, 어깨 등 최대 7개의 관절에 괴사가 발생해 집중 치료가 필요했던 사례도 있었다. 이 질환은 은밀하게 진행되다가 어느 순간 골절을 기점으로 삶의 질을 급격히 무너뜨리는 특징을 지닌다.

남성의 발병률, 여성보다 4배 이상

무혈성 괴사 환자의 45%는 10~20년간 주당 소주 두 병 이상을 꾸준히 음주한 이력이 있다. 또 약 20%는 피부병, 천식 등으로 인해 스테로이드를 장기 복용했던 이들이다.

여성보다 남성에게 약 4배 이상 많이 발생하며, 절대적이진 않지만 '남성질환'이라 불릴 만큼 높은 비율을 보인다.

이는 단순히 생활 습관 차이 때문만은 아니다. 남성은 뼈가 길고 단단해 대퇴골두까지 혈관이 도달하는 거리와 압력 손실이 크며, 혈관벽이 쉽게 손상되거나 좁아져 혈류 공급이 어려워지는 구조적 요인도 작용한다.

혈류 차단이 발생하는 해부학적 이유

어릴 때는 고관절에 소켓처럼 존재하는 비구와 대퇴골에 다수의 혈관이 연결돼 있어 혈류 공급이 원활하다. 그러나 성장이 끝나면 비구 쪽 혈관이 점차 막히게 되고, 결국 대퇴골의 혈관만으로 혈액을 공급받게 된다.

이때 대퇴골 혈관이 손상되거나 기능이 저하되면, 고관절까지 피가 도달하지 못해 무혈성 괴사로 이어지게 되는 것이다.

젊은 노인 남성을 위한 고관절 관리 전략

첫째, 과도한 음주와 흡연을 피해야 한다.

이들은 말초혈관을 수축시키고 고관절 혈류를 방해해 무혈성 괴사의 직접적인 원인이 된다.

둘째, 피부 질환과 호흡기 질환을 예방하는 데에도 신경 써야 한다.

이들 질환은 스테로이드 처방과 연결되기 쉽다. 특히 과도한 건강보조식품, 민간요법, 해로운 성분의 오남용은 피부 문제를 유발하고, 그로 인해 스테로이드를 복용하게 되는 악순환을 초래할 수 있다.

셋째, 당뇨병과 고지혈증을 조기 관리해야 한다.

이 역시 혈관 건강을 해쳐 고관절뿐 아니라 다른 말초혈관 질환으로도 확산될 수 있다.

초기 진단이 최고의 치료다

무혈성 괴사는 이름만 보면 무서운 병처럼 느껴지지만, 초기 단계에서 발견하면 비교적 쉽게 치료할 수 있다.

무관심 속에서 방치되면 골절과 수술로 이어지고, 노년기 자립 능력을 크게 위협한다.

HEMR의 E 항목, 고관절을 지켜야 움직일 수 있다

HEMR의 E 항목은 Exercise & Mobility, 즉 운동성과 움직임의 회복력을 뜻한다. 그 중심에는 고관절이 있다. 고관절은 움직임의 시작이자, 일상생활의 자율성과 직결되는 핵심 관절이다.

무혈성 괴사는 이 움직임을 앗아가고, 수술과 고통, 의존적 삶으로 연결된다. 따라서 고관절을 지키는 일은 단순한 관절 관리가 아니라, 삶의 독립성과 생명력을 유지하는 전략이다. 특히 노년기 남성에게 고관절 건강은 '젊은 노인'으로 살아가기 위한 필수 조건이다.

15

퇴행성 고관절염, 가끔 사타구니 쪽이 아프다면

고관절 통증, 방치하면 위험

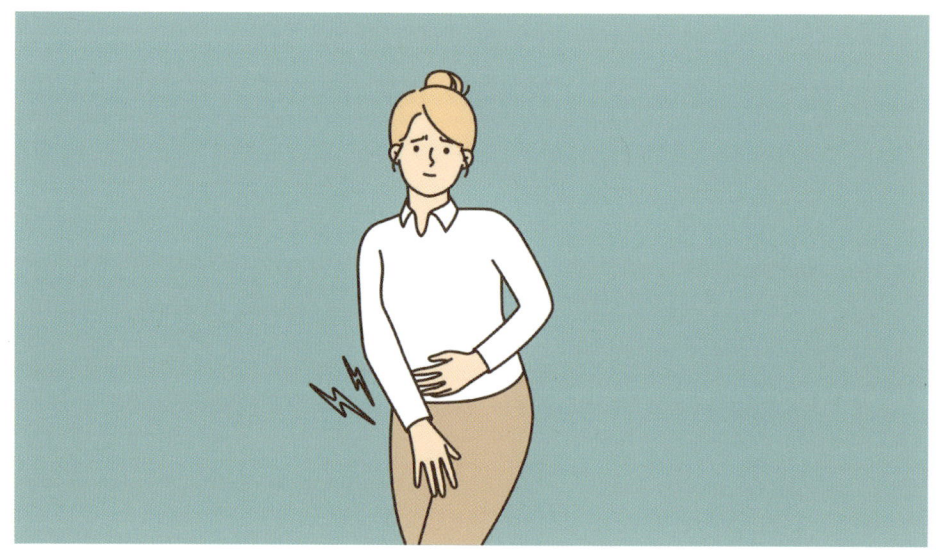

예전 같지 않은 몸, 고관절이 보내는 신호

"내 몸이 예전 같지 않아."

노인들이 자주 하는 말이다. 몸 여기저기 퇴행성 질환이 시작되었기 때문이다.

특히 고관절은 체중을 지탱하고 보행과 활동을 가능하게 하는 중심 관절이다. 이 고관절에 퇴행성 관절염이 생기면 연골이 마모되고 변형이 생겨 다리 길이가 달라질 수 있으며, 양반다리 자세가 어려워지고, 사타구니 쪽 통증이 나타난다. 걸을 때 절뚝거리거나, 방향을 틀 때 통증이 더 심해지는 경우도 많다.

퇴행성 고관절염은 노인의 삶의 질을 급격히 떨어뜨릴 수 있기에 각별한 주의가 필요하다.

일차성과 이차성 퇴행성 고관절염

퇴행성 고관절염은 두 가지 유형으로 나뉜다.

하나는 노화와 함께 서서히 진행되는 일차성 퇴행성 고관절염, 다른 하나는 선천적 또는 외상으로 인해 발생하는 이차성 퇴행성 고관절염이다.

의료현장에서 진료를 받는 고관절염 환자 대부분은 이차성 퇴행성 고관절염이며, 특히 여성에게서 빈번히 발생한다.

이차성 고관절염과 여성의 구조적 특성

이차성 퇴행성 고관절염은 과체중, 그리고 고관절 이형성증과 깊은 관련이 있다.

고관절 이형성증이란, 고관절의 소켓 역할을 하는 비구가 충분히 발달되지 않아, 공처럼 생긴 대퇴골두를 충분히 감싸지 못하는 상태를 말한다.

이형성증을 가진 여성은 시간이 지나면서 연골 손상과 관절 퇴행이 함께 진행되어 이차성 관절염으로 이어질 가능성이 높다.

고관절 이형성증의 원인과 여성에게 흔한 이유

이형성증의 시작은 출생 전후 2~3년 이내에 결정된다.

태아 시절부터 관절이 제대로 자리 잡지 못하는 경우도 있고, 출생 후에도 관절이 완전히 들어가지 않은 상태로 자라게 되는 경우도 있다.

심하게 탈구된 경우는 아기 때 진단과 치료가 가능하지만, 부분적 이형성증은 평생 모르고 지내다가 50대 이후가 되어서야 증상이 나타나는 경우가 많다.

여성에게 이형성증이 더 많이 발생하는 이유는 인체 구조가 남성과 다르기 때문이다.

여성의 골반은 남성보다 넓고, 출산 주기를 거치면서 관절 이완과 회복이 반복된다.

임신 중 체중이 10kg 이상 증가하고, 출산 시에는 릴렉신이라는 호르몬이 분비되어 관절이 느슨해진다.

이러한 변화가 반복되면서 고관절에 무리가 가고, 특히 과체중과 겹치는 경우 연골이 손상되며 관절염으로 진행된다.

또한 여성의 고관절 관절면은 남성보다 작기 때문에, 같은 무게라도 단위 면적당 더 많은 하중이 집중되어 연골 손상의 위험이 크다.

고관절염을 예방하는 현실적인 방법

무엇보다 체중 관리가 가장 중요하다.

과거에는 자녀들을 많이 낳고, 업고 다니며, 머리에 물건을 이고 다니는 육체노동으로 인해 고관절염이 생겼지만, 최근에는 과도한 체중 증가가 주요 원인이 되고 있다.

이형성증이 있더라도 체중을 줄이면 이차성 퇴행성 고관절염의 위험을 크게 낮출 수 있다.

또한 언덕이나 계단을 내려가는 동작은 특별히 주의해야 한다.

노년기에는 골반 근육이 약해지기 쉬운데, 하산 동작은 하중이 직접 관절에 실리면서 연골 손상을 유발할 수 있다.

의학적 진단과 치료, 낙관적 접근이 가능하다

퇴행성 또는 이차성 퇴행성 고관절염이라 하더라도 정형외과 전문의의 진단 아래 주사 치료나 약물 치료만으로도 통증을 크게 줄일 수 있다.

다만, 통증이 줄었다고 스스로 치료를 중단하는 경우 질환이 악화되어 수술이 불가피해지는 경우도 있다.

하지만 지금은 수술적 치료조차 매우 발전했다.

인공관절 수술은 쪼그려 앉거나 양반다리 자세를 할 수 있도록 맞춤형으로 진행되며, 노년의 삶의 질을 충분히 보장할 수 있는 시대가 되었다.

전문의의 소견에 귀를 기울이고, 기존의 상식에만 의존하지 않는다면, 훨씬 덜 아프고 더욱 활동적인 노후를 누릴 수 있다.

HEMR E의 항목에서 고관절은 움직임의 핵심이다

HEMR의 E 항목, Exercise & Mobility는 노년의 자립과 움직임을 평가하는 핵심 요소다.

고관절은 그 중심에 있다.

고관절의 퇴행은 걷기, 일어서기, 앉기 등 기본적인 움직임을 제한하게 되고, 나아가 독립적인 생활의 기반을 무너뜨린다.

이처럼 고관절 건강을 관리하는 것은 단순히 통증을 피하는 차원을 넘어, 움직일 수 있는 삶과 삶의 질을 보존하는 가장 현실적인 전략이다.

16 복잡한 어깨 질환, 한눈에 알아보기
어깨 통증, 원인부터 해결까지

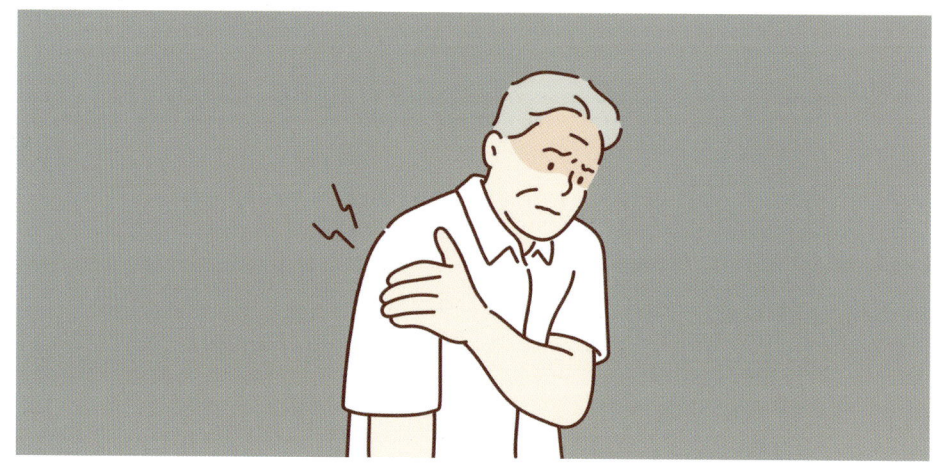

어깨는 왜 자주 아프고 질환의 원인은 복잡한가

"애 낳는 것보다 고통스럽다!" 어깨 통증을 호소하는 환자들의 말이다. 어깨는 가벼운 증상부터 심한 경우에는 신경마비가 된 것 같은 극심한 통증을 유발하기도 한다. 통증 부위와 원인 질환이 매우 다양하고 복잡하다.

인체의 230개 관절 중에서 고관절과 함께 유일하게 360도 회전이 가능한 관절이 바로 어깨다. 그만큼 다양한 동작이 가능하지만, 이는 곧 그만큼 손상이 일어날 가능성도 크다는 의미다. 성인의 경우 하루 300번 이상 어깨를 회전시키며 일상 활동을 한다. 문제는 이 어깨 관절이 매우 불안정한 구조라는 점이다. 세 개의 뼈, 네 개의 관절, 네 개의 근육, 수많은 힘줄과 인대, 관절낭, 점액낭이 얽혀 있어 어깨는 복잡하고 섬세한 부위다. 그러다 보니 50대 이상에서는 60% 이상이 어깨 통증으로 병원을 찾는다.

회전근개와 장두건 손상

팔이 머리 뒤로 올라가고 뒷짐을 질 수 있지만 물건을 들거나 잡아당길 때 통증이 있다면 회전근개나 장두건 손상을 의심해야 한다. 특히 이른바 '뽀빠이 근육' 부위에 통증이 있다면 장두건의 문제일 수 있고, 어깨의 앞, 옆, 뒤쪽에 통증이 있다면 회전근개 손상 가능성이 높다.

오십견과 회전근개 손상의 구별

오십견은 관절낭이 두꺼워지면서 힘줄, 인대와 유착되어 팔의 움직임 전반에 제한을 주는 질환이다. 팔을 스스로 움직이기도 어렵고, 다른 사람이 들어줘도 통증이 심하다. 특별한 외상 없이도 발생하며, 주로 갱년기 여성에게서 나타난다.

그러나 60대 이후 노년층에서 발생하는 어깨 통증은 오십견이 아니라 회전근개 손상일 가능성이 크다. 회전근개 손상은 스스로 움직일 수는 있지만, 특히 팔을 옆으로 들어 올리거나 물건을 들 때 통증이 발생하며 90도 이상 올리기 어렵다.

석회화성 건염

어깨를 다친 적이 없음에도 갑작스러운 통증이 생기고, 자가 움직임이나 타인의 도움에도 통증이 지속된다면 석회화성 건염을 의심할 수 있다. 주로 극상건 부위에 생기며 팔을 들고 바깥으로 돌리는 동작에 제한이 생긴다.

관절와순 손상과 탈구

야구선수 류현진처럼 어깨를 많이 사용하는 사람들에게 잘 나타나는 질환이다. 어깨 관절의 안정성을 돕는 관절와순이 찢어지는 '슬랩 손상'은 팔을 들어 올리거나 뒤에서 앞으로 당길 때 통증을 유발한다. 탈구의 경우는 관절 앞쪽 와순이 찢어지면서, 팔을 밖으로 돌릴 때 빠질 것 같은 불안정감을 동반한다.

어깨 충돌 증후군과 견봉 쇄골 관절염

어깨를 돌릴 때 삐걱거리는 느낌이 있거나 팔굽혀펴기 등 반복 동작 중 점차 통증이 심해진다면 어깨 충돌 증후군을 의심해야 한다. 이는 회전근개 손상의 초기일 수 있다.

또한 팔을 앞으로 모을 때나 위로 들 때 어깨 앞쪽 위에 통증이 느껴진다면 견봉 쇄골 관절염일 가능성이 높다. 이 경우 소염제나 주사 치료로 빠르게 호전될 수 있다.

퇴행성 어깨 관절염

통증이 서서히 시작되고, 어깨가 잘 움직이지 않으며 일상 동작이나 수면 중에도 불편하다면 퇴행성 관절염 가능성이 높다. 소리가 나거나 머리 빗기, 등 뒤로 손 돌리기가 어려워지면 관절의 연골 손상이 진행된 경우다. 조기에는 주사 치료로 호전될 수 있으나, 말기에는 수술이 필요하므로 빠른 진단이 중요하다.

어깨 질환을 예방하려면

어깨를 보호하기 위해 가장 먼저 해야 할 일은 관절 가동 범위를 넘는 과도한 동작을 피하는 것이다. 통증이 유발된 행동을 정확히 인식하고 반복하지 않아야 한다. 약이나 주사로도 증상이 호전되지 않는다면 그 행동을 지속한 탓일 수 있다. 어깨 통증이 시작되었다면, 원인 동작을 즉시 중단하고 정확한 진단과 치료를 받는 것이 중요하다.

HEMR 모델 E 항목과 어깨 건강의 연관성

HEMR 모델의 E 항목(Exercise & Mobility)은 신체의 움직임이 곧 생존력이라는 관점을 바탕으로 한다. 어깨는 신체 움직임의 자유도를 결정짓는 핵심 관절 중 하나이며, 통증과 기능 저하가 일어날 경우 일상생활 전반의 자율성과 독립성을 크게 제한하게 된다. 어깨 건강은 단순히 관절 문제를 넘어, 건강 수명의 연장과 삶의 질 향상에 직결된다.

따라서 어깨에 대한 이해와 조기 대처는 HEMR의 핵심 기둥인 E 항목을 실현하기 위한 중요한 전략이 된다.

17

예리하고 날카로운 통증, 회전근개 손상

회전근개 손상의 신호

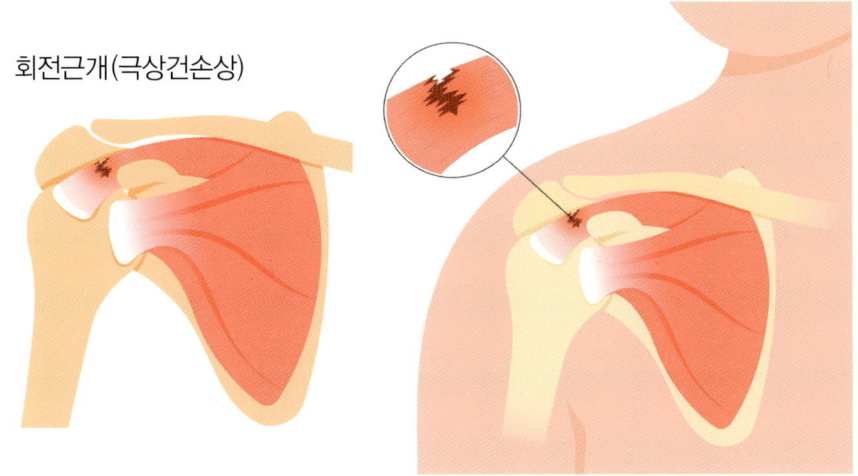

회전근개(극상건손상)

사람이 아플 때 겪는 통증은 신체 부위에 따라 다르게 느껴진다. 근육통이라고 부르는 통증은 경련이나 경직에서 오는 불쾌하고 거북한 통증을 동반한다. 근육보다 더 강한 통증은 바로 힘줄과 인대의 손상으로 오는 통증이다. 힘줄과 인대가 느끼는 통증은 증상이 심해지면 예리한 칼에 찔리는 것 같은 날카로운 통증이 느껴지고, 목 디스크 통증으로 오인되기도 한다.

근골격계 질환 중에서 이 예리하고 날카로운 통증이 자주 동반되는 부위가 어깨다. 어깨 통증을 호소하는 환자들의 수는 나이가 들수록 더하다. 우리나라 전체 국민의 7% 정도가 어깨 질환으로 고생하고 있고, 50대 이상이 되면 60% 이상이 심한 어깨 통증을 호소하며 내원을 한다. 특히 65세가 넘는 노인들의 경우는 거의 80% 가까이 어깨 문제로 고통을 호소한다. 어깨 통증 때문에 병원을 내원하는 환자들의 수는 한 해 250만 명을 넘어서고 있다. 이 중 평균적으로 75만 명 정도는 오십견 때문이고, 80만 명 이상은 회전근개 손상이다. 이 중에서도 정확한 진단을 찾지 못해 병을 키우고 수술로 이어지는 경우들이 생기는데, 수술 중 80% 이상이 회전근개 손상에 해당하며, 앞서 말한 예리하고 날카로운 어깨 통증을 호소하는 회전근개 손상이 노인들의 가장 흔한 어깨 질환이다.

회전근개란 무엇인가

어깨를 감싸고 잡아주는 근육과 힘줄들의 연합체를 회전근개라고 한다. 이 회전근개가 물렁해지거나(부분층 손상), 찢어지거나(전층 손상), 날갯죽지 쪽으로 끌려가기도 하는데(광범위 손상), 이 증상을 회전근개 손상이라고 한다.

가장 흔한 손상 부위는 극상건

회전근개 손상 중 가장 흔히 발생하는 부위는 어깨 위쪽의 극상건이다. 팔로 무거운 물건을 들거나 그 동작을 지속적으로 반복하면 어깨의 지붕 역할을 하는 견봉과 이 극상건이 부딪히면서 어깨 충돌 증후군이 발생한다. 이로 인해 극상건이 손상되기 시작하고, 석회질이 끼는 석회화성 건염이 발생하거나, 부분층 파열이 전층 파열로 커지기도 한다.

진단을 늦추면 병을 키운다

초기 손상을 의식하지 못하면 병은 조용히 진행된다. 문제 행동을 계속 반복하면 극상건만이 아닌, 그 뒤의 극하건, 앞쪽의 견갑하건, 장두건까지 영향을 받게 되어 결국 팔을 들지 못하는 상태에 이르게 된다. 이때는 봉합이 어려울 정도로 힘줄이 당겨져 수술이 불가능한 경우도 생긴다.

회전근개 손상 치료와 예방

회전근개 손상이 확인되면 해당 부위를 쉬게 해야 한다. 소염제와 근이완제를 사용하며 회복을 유도할 수 있다. 하지만 이 시기를 놓치고 무리하게 어깨를 계속 쓰면 손상이 악화되고 수술이 불가피해진다. 수술 후에도 회복은 환자 스스로의 의지와 생활 습관에 달려 있다. 무리하지 말고, 의사의 지시에 따라 재활 치료를 성실히 따라야 한다.

어깨의 신호를 감지하고, 생활 습관을 조정하라

회전근개 손상은 움직임의 습관에서 비롯된다. 아프면 무리한 동작을 멈추고, 부드러운 스트레칭을 생활화하며, 어깨의 신호에 민감해야 한다. 으쓱으쓱 들어주기, 어깨를 앞으로 뒤로 돌려주기 같은 간단한 동작만으로도 회전근개 질환의 40%는 예방할 수 있다.

HEMR의 E 항목과의 연결

HEMR 모델에서 E(Exercise & Mobility)는 단순한 운동을 넘어, 신체 각 부위의 기능을 지키고 회복하는 전략을 포함한다. 회전근개 손상은 움직임의 부재나 잘못된 반복 동작에서 비롯되며, 회복 또한 적절한 휴식과 움직임, 근육 관리에서 출발한다. 고령층이 '젊은 노인'으로 살아가기 위해서는 어깨의 자유로운 움직임을 회복하고 유지하는 것이 필수적이다.

18

병원에 가야 할까? 말아야 할까?
말도 많은 오십견

오십견, 참으면 악화된다

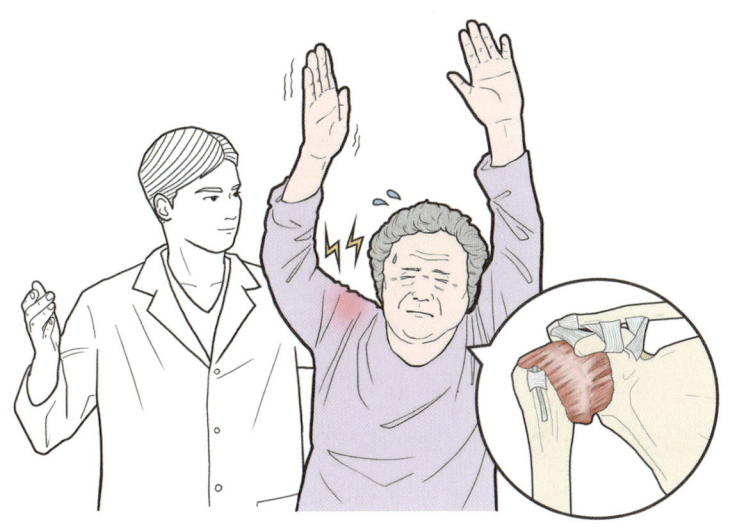

오십견의 정체: 유착성 활액막염

 어깨가 겨울처럼 얼어버린 것 같다고 해서 동결견, 상시적으로 아프다고 해서 상시견, 오십대가 되니까 아프다고 해서 오십견. 모두 유착성 활액막염을 두고 하는 말이다. 이 질환은 어깨의 관절막이 두꺼워지고 섬유화가 진행되어 어깨와 팔꿈치 사이의 뼈인 상완골두와 유착되어 생기는 질환이다. 울면서 "제발 밤에 잠 좀 자게 해 주세요!"라고 고통을 호소하는 중년 이상의 여성 환자들은 대부분 오십견을 앓고 있다.

이런 증상이 있다면 오십견

환자에게 어깨를 돌려보라고 할 때 다음과 같은 증상이 있다면 오십견일 수 있다.

첫째, 어깨 돌림의 각도가 충분하지 않다.
둘째, 뒷짐이 불가능하다.
셋째, 옆으로 뻗는 동작이 어렵다.
넷째, 반대편 팔이나 타인이 팔을 움직여줄 때도 제한적이고 통증이 있다.

오십견, 왜 하필 50대 여성에게 많은가?

유착성 활액막염은 특히 여성에게 많이 발생하며, 대체로 오십 대에 자주 나타난다. 주요 원인 중 하나는 이 시기에 여성이 겪는 큰 생리적 변화로 여겨진다. 여성의 경우 49세에서 53세 사이 폐경을 맞이하면서, 여성 호르몬인 에스트라디올이 급격히 감소한다. 이 호르몬의 변화가 관절 건강에 영향을 미치며, 특히 활동량이 많은 어깨 관절에 문제가 생기기 쉽다.

또한 갑상선 질환, 당뇨병, 유방암, 고지혈증 등도 오십견의 발병 원인이 될 수 있다. 증상은 어깨가 뻣뻣해지고 뒤쪽에 있는 물건을 집거나 화분을 옮기는 등 약간 무리한 동작 이후 갑자기 시작되어 서서히 악화된다. 이후 일상 동작마저 어려워질 정도로 통증이 심해진다.

자연 치유? 오십견의 시간표

단순한 오십견은 일반적으로 발병, 진행, 회복의 과정을 거친다. 어깨 관절이 유착되면, 30도에서 40도 이상 움직이지 못하게 되며 통증이 생긴다. 약 6개월에 걸쳐 증상이 서서히 진행되다가, 머리를 빗는 일조차 힘들어지고, 화장실에서 용변을 처리하는 것조차 어려울 정도로 악화된다. 그렇게 약 6개월에서 1년 반까지 진행되다가, 마치 언제 그랬냐는 듯 얼음이 녹듯 유착이 풀리며 정상으로 회복되는 양상을 보인다.

단, 회전근개 파열이나 장두건 손상 등 1차적 원인이 없는 경우에 한해서이다. 만약 1차 질환이 있다면 반드시 그 원인을 먼저 치료해야 한다. 특히 노인의 경우 단순 오십견으로 오인해 치료 시기를 놓치지 않도록 주의해야 한다.

운동은 오히려 독이 될 수도 있다

많은 이들이 아픈 팔을 억지로 움직이며 회복을 시도한다. 그러나 단순 오십견이라면 이는 증상을 오히려 악화시킬 수 있다. 깊은 늪에서 빠져나오려다 더 빠지는 것과 같다. 오십견이 심한 경우라면 병원 치료를 받아야 한다.

정형외과 전문의가 상완 신경총 마취나 전신 마취를 통해 유착을 해제하는 시술을 진행할 수 있다. 이때 시술자는 어깨 관절이 떼어질 때, 마치 나뭇가지가 부러지는 듯한 소리를 느끼며 유착을 해제한다. 그러나 이 과정에서 인대나 힘줄 손상, 골다공증에 의한 골절이나 탈구가 발생할 수 있어 반드시 경험 많은 전문의에게 맡겨야 한다. 시술 후엔 혈관절증이라는 상태가 생기며, 약 일주일간 약물과 관절 재활 운동으로 회복할 수 있다.

가족의 이해와 공감이 중요하다

오십견은 단순한 관절 질환이 아니라 심리적 변화가 겹치는 시기다. 우울감과 상실감이 1년 이상 지속되기도 한다. 가족들이 이를 인지하고 환자에게 밝고 기쁜 환경을 제공해야, 더 건강하게 회복할 수 있다.

초기 대처법과 운동의 원칙

초기에는 약간의 진통제를 복용하며 수동적인 관절 운동을 시도할 수 있다. 심리적 안정이 중요하며, 밝고 감사한 마음을 유지하는 것이 도움이 된다. 단, 개인 PT, 벤치프레스, 바벨, 철봉 등 능동적인 운동은 피해야 한다.

따뜻한 찜질, 부드러운 스트레칭, 수중 운동이나 가벼운 수영 등이 효과적이다. 운동 전에는 워밍업, 후에는 쿨링다운이 필수다. 필요시 소염제와 근육 이완제를 사용하는 것은 도움이 되지만, 그 이상의 약물은 피하는 것이 좋다. 이런 방식으로 하면 대부분 1~2개월 내 회복 가능하다.

통증은 몸이 보내는 메시지다

백세 시대, 오십이라는 나이는 인생의 뒤를 돌아보고 앞으로의 삶을 준비하는 전환점이다. 오십견은 어쩌면 생의 짐을 짊어져 본 어깨가 전하는 통증의 메시지 아닐까. 이 통증은 단순히 관절의 문제만이 아니라, 삶의 균형이 깨지고 있다는 신호일 수 있다. 오십견이라는 고통을 통해 우리는 '움직임의 회복'이라는 과제를 다시 마주하게 된다. 그리고 바로 이 지점이 HEMR 모델의 E, Exercise & Mobility 항목과 맞닿아 있다.

HEMR 관점에서 본 오십견: E (Exercise & Mobility)

HEMR 모델에서 E는 단순히 몸을 움직이라는 권고가 아니라, 움직임을 통한 생체 나이의 회복, 노화 속도 조절, 건강 예측 가능성의 확보라는 과학적 목적을 지닌 핵심 요소다.

따라서 오십견은 HEMR 모델에서 말하는 '움직임을 통한 회복'의 중요한 사례가 된다. 이는 단순한 증상의 관리가 아니라, 기능의 회복, 노화의 역전, 그리고 인생 후반의 건강 유지에 직결된다는 점에서 의미가 깊다.

19

급성 어깨 통증, 돌멩이 때문?
석회화성 건염

어깨 돌처럼 아픈 석회화 건염

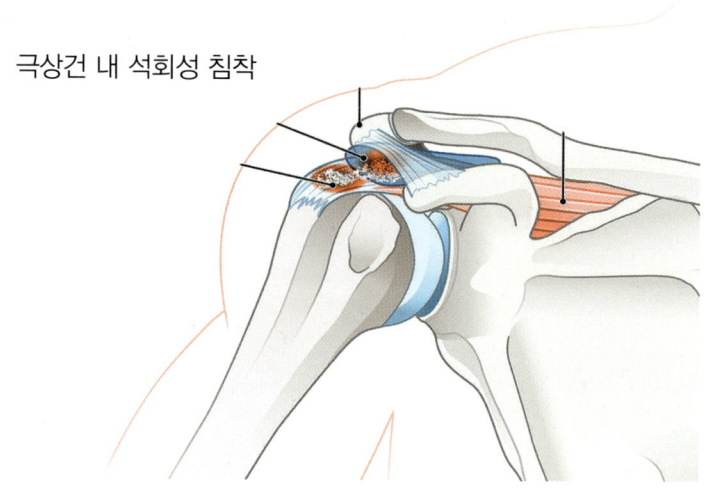

극상건 내 석회성 침착

눈에 보이지 않는 노화, 어깨부터 시작된다

　노화가 되면 가장 먼저 보이는 건 피부의 주름이지만, 실제로는 보이지 않는 부위인 어깨의 회전근개에서도 노화는 빠르게 진행된다. 회전근개는 일상적으로 많이 사용되는 부위이기 때문에 손상과 노화가 쉽게 일어난다. 이와 관련된 대표 질환이 바로 석회화성 건염이다.

　최근 들어 중년 이상의 석회화성 건염 환자가 급증하고 있다. 연간 20만

명 이상이 병원을 찾고, 이 중 약 40%는 입원 치료를 받는다. 통증이 너무 심해 응급실을 찾는 환자들도 점점 늘고 있다.

어깨 속 돌처럼 통증을 만드는 석회

석회화성 건염은 말 그대로 어깨 힘줄에 칼슘 석회질이 침착되면서 통증이 발생하는 질환이다. 팔을 바깥으로 돌릴 때 극심한 통증이 발생하면, 회전근개 손상, 오십견, 충돌증후군, 석회화성 건염 중 하나를 의심할 수 있다. 그중 아래쪽에서 바깥으로 돌릴 때 통증이 없다면 회전근개 손상과 오십견은 제외되며, 충돌증후군 또는 석회화성 건염으로 좁혀진다.

엑스레이에서 견봉 끝이 날카롭게 자라 있으면 충돌증후군, 어깨에 하얀 덩어리가 보이면 석회화성 건염이다. 오십견은 어깨의 모든 방향 움직임이 제한되지만, 석회화성 건염은 염증 부위에만 국한된 통증이 특징이다.

가장 흔한 부위, 극상건

석회화성 건염은 특히 어깨 위쪽에 있는 극상건에서 많이 발생한다. 과도한 힘이나 반복적인 압력이 가해지면 혈류가 차단되고, 이 부위에 칼슘이 침착되기 시작한다. 시간이 지나면 힘줄이 부풀어 올라 견봉과 충돌하게 되고, 이때 심한 압박으로 인해 극심한 통증이 발생한다.

눌리면 아프고, 안 눌리면 괜찮다

이 질환의 특징은 압력이 가해질 때 통증이 폭발적으로 발생한다는 것이다. 석회가 부딪히지 않으면 그다지 아프지 않지만, 일상 동작에서 특정 각도로 압력이 가해지면 날카로운 통증이 나타난다. 작은 석회라도 위치가 나쁘면 통증은 매우 심할 수 있다.

왜 석회가 생기는가?
정확한 원인은 아직 밝혀지지 않았지만, 회전근개의 반복적 사용, 타박, 미세 손상이 누적되면서 혈액 속 칼슘이 침착된다고 본다. 특히 노화된 힘줄은 더 쉽게 손상되고, 이 손상이 석회를 유발하며, 석회는 다시 힘줄을 더 손상시키는 악순환을 만든다.

치료는 단계적으로
초기에는 휴식, 냉찜질, 소염제가 기본이다. 통증이 계속된다면 병원을 찾아 초음파 유도하에 주사로 석회 흡입을 시행한다. 시간이 지나 석회가 굳으면 충격파 치료가 효과적이다. 그래도 호전되지 않으면 관절 내시경을 통해 석회를 제거한다. 이때는 석회가 있는 힘줄 내부를 C-arm으로 확인하면서 정밀하게 제거하게 된다. 경우에 따라 봉합이 필요한 상황도 생긴다.

예방은 단순하다: 아플 땐 쉬어라
가장 중요한 예방법은 간단하다. 통증이 느껴지면 어깨를 쉬게 해야 한다. 통증을 무시하고 계속 사용하면 석회가 빠르게 쌓일 수 있다. 몸이 보내는 경고를 무시하면 회복 기회를 놓친다.

통증은 몸이 보내는 언어다
어깨 통증은 단지 불편함이 아니라, 지금의 활동을 멈춰 달라는 신체의 요청이다. 그 신호에 귀 기울이고 멈추는 것만으로도 몸은 회복할 수 있다.

우리 몸은 항상성, 회복성을 지닌 존재다. 단지, 그 기회를 줄 시간이 필요할 뿐이다.

HEMR 관점에서 본 석회화성 건염: E (Exercise & Mobility)

석회화성 건염은 과도한 어깨 사용으로 인한 대표 질환이다.

HEMR의 E 항목은 "움직이라"는 뜻이 아니라, 몸이 보내는 통증의 언어를 이해하고, 올바른 '움직임의 조절'을 실천하는 것을 의미한다.

통증이 발생했다면 그 즉시 멈추고 쉬는 것이 E의 핵심이다. 회복을 위한 움직임은, 무조건적인 활동이 아니라 타이밍과 방향이 맞아야 한다는 원리를 다시 한번 일깨워 준다.

20

해결 안 되는 만성 두통, 근골격계 질환일 수도
두통, 목과 어깨를 살펴야 한다

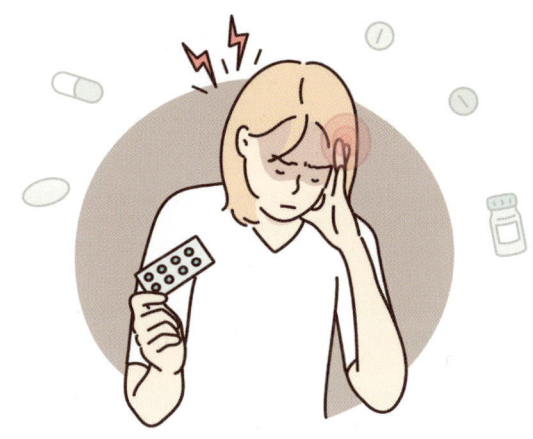

두통과 어지럼증, 흔하지만 간과되는 원인

두통과 어지럼증은 노인들에게서 매우 흔하게 나타나는 증상이다. 지금까지 대부분의 진단과 검사는 고혈압, 뇌질환, 기초대사 저하, 소화불량, 심리적인 우울감 등에서 원인을 찾아왔다.

하지만 진료를 받아보면, 실제로 두통의 70%는 근골격계의 문제에서 비롯되었을 가능성이 크다. 특히 내과나 신경과에서 원인을 찾지 못한 경우라면, 이는 목과 어깨에서 시작된 근골격계 문제일 가능성이 높다.

두통의 진짜 출발점 세 곳

두통의 시작점은 크게 세 지점에서 비롯된다.

첫째, 머리 뒤쪽의 항인대.

둘째, 두개골 외막.

셋째, 귓바퀴 뒤쪽 아래에 위치한 유양돌기.

이 세 부위는 목과 날갯죽지 주변 근육과 밀접하게 연관되어 있다. 실제로 이 부위에 기능적 이상이 생긴 경우, 어깨의 견비통과 함께 두통을 겪을 확률이 90%에 이른다.

그런 환자들의 대부분은 목을 곧게 세우지 못하고 일자목 또는 거북목 자세를 가지고 있으며, 이는 목 주변 근육의 긴장을 유발하고, 결국 두피막 전체가 긴장되어 만성 두통으로 이어진다.

일자목과 거북목이 유발하는 증상들

이런 자세 문제는 다양한 증상을 불러온다.

무엇인가에 집중할수록 두통이 심해지고, 눈이 침침해지며, 귀에서 윙윙거리는 소리가 들리거나 턱관절이 아프기도 하다.

아침에는 괜찮다가 점심이나 오후가 되면 눈이 빠질 듯이 아프고 머리가 지끈거리는 증상, 어깨가 무겁고 잘 안 돌아가는 느낌이 대표적이다.

두통을 유발하는 체형의 공통점들

① 키가 크다.

② 어깨가 올라와 있다.

③ 목뒤가 두껍다.

④ 등이 굽어 있다.
⑤ 어깨선보다 목이 앞으로 나와 있다.
⑥ 어깨가 둥글게 말려 있다.
⑦ 머리가 큰 편이다.

또한 여성의 경우 남성보다 상대적으로 뒷목이 짧고 체형상 몸이 앞으로 쏠려 있어, 만성 두통이 더 자주 발생한다.

직업적으로는 모니터를 오래 보는 사람, 키보드를 4시간 이상 사용하는 직군, 식당이나 배식 업무처럼 앞쪽에서 물건을 들어 올리는 일을 반복하는 직군, 그리고 스마트폰을 오래 사용하는 습관이 있는 현대인 모두 해당된다.

노인의 두통, 근골격계를 점검하라

노인이 만성 두통을 겪고 있다면, 심리적 원인이나 뇌 안쪽만 볼 것이 아니라 반드시 목과 어깨의 구조적 문제를 의심해 보아야 한다.

누구나 쉽게 할 수 있는 세 가지 동작

① 날갯죽지 돌리기 운동

한쪽 손을 안으로 돌려 반대편 날갯죽지 근처를 눌러보면 아픈 지점이 있다. 이 부위는 위쪽 승모근이며, 두통이 있는 경우 딱딱하고 통증이 느껴진다. 양손으로 어깨를 감싼 채 날갯죽지를 앞뒤로 각각 100번 돌리는 운동을 반복하면 두통이 서서히 풀린다.

② 고개 도리도리 운동

고개를 좌우로 흔들어보면, 어느 한쪽이 뻣뻣하게 걸리는 경우가 많다. 이는 6번과 7번 경추 옆의 근육들이 굳어 있는 신호다. 도리도리 운동을

100회 정도 반복하면 경직된 근육이 풀어지면서 두통이 완화되는 것을 느낄 수 있다.

③ 뒷목 긁어 올리기 마사지

두 손을 주먹 쥐고 머리 뒤를 문지르며 정수리를 향해 쓸어 올린다. 쇠스랑으로 낙엽을 쓸어 올리듯 반복하면 항인대가 부드러워지고, 두피 아래의 얇은 근육들이 풀리면서 눈이 맑아지고 턱과 귀의 통증까지 개선될 수 있다.

이렇게 해도 안 된다면?

근육이 잘 풀리지 않고 두통이 지속된다면, 프롤로 테라피나 도수치료가 효과적이다. 주사 치료 후 30분 3일간의 뻐근함을 지나 회복된다. 주사를 서너 번 맞고 위의 운동을 함께 하면 훨씬 더 빠르게 회복된다.

마음의 문제? 아니다. 자세의 문제다

세상이 복잡해서, 인생이 힘들어서 두통이 오는 것이 아니다. 자세가 틀어졌기 때문이고, 몸이 긴장했기 때문이다. 고개를 들고, 하늘을 바라보며, 어깨를 활짝 펴고 살아가는 순간, 지끈거리는 두통도 눈 녹듯 사라질 수 있다.

HEMR 관점에서 본 만성 두통: E (Exercise & Mobility)

HEMR의 E는 '움직임을 통한 회복'이다.

두통의 원인이 목과 어깨의 기능 저하라면, 회복 역시 바른 자세와 올바른 움직임에서 시작되어야 한다.

목과 어깨의 균형을 회복하는 작은 반복 운동이야말로 생체 나이를 되돌리고, 노화를 늦추는 움직임의 첫걸음이다.

21
현대인의 두통,
머리보다 목과 어깨를 먼저 살펴야

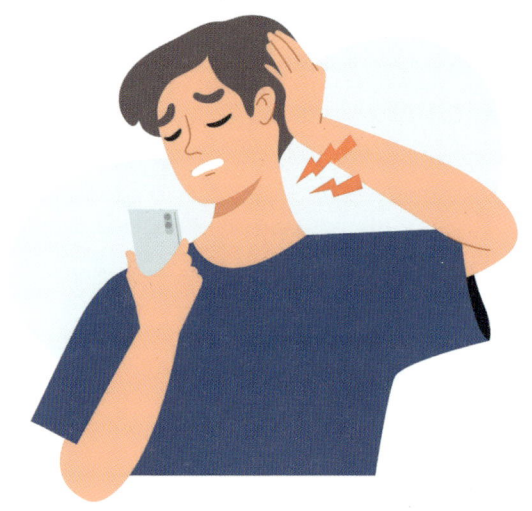

머리보다 중요한 건, 머리를 지탱하는 구조다

우리 몸에서 가장 많은 신경이 모여 있는 부위가 어디일까? 대부분의 사람들은 "머리"라고 답한다. 머리는 신체의 모든 기능과 정보를 조절하는 중심이자, 가장 많은 산소와 에너지를 소비하는 기관이다.

뇌와 척수로 구성된 중추신경계는 온몸과 연결되어 정보를 주고받으며, 이를 안전하게 유지하기 위해 온몸의 구조가 조화를 이루고 있다. 그러나 이 균형이 깨지는 순간, 우리는 다양한 신체 증상과 통증을 겪게 된다.

현대인에게 급증하는 두통과 어깨 통증

과거에는 다양한 신체 동작을 통해 정보를 받아들였지만, 지금은 컴퓨터와 스마트폰이라는 한 자세에 고정된 도구로 모든 정보를 처리한다. 이로 인해 머리, 목, 어깨 주변의 질환이 눈에 띄게 증가했다.

머리에는 매우 정교하고 미세한 근육들이 분포되어 있으며, 평생 별다른 문제 없이 작동하는 경우가 대부분이다. 그러나 최근에는 눈의 움직임을 담당하는 안윤근이나 모양근의 운동 이상으로 인해 두통이나 시력 저하를 겪는 사람들이 늘고 있다.

눈 속 압력이 높아지면 녹내장 같은 질환이 생기기도 하고, 귀의 청소골과 달팽이관, 전정기관에 문제가 생기면 이명이나 어지럼증, 청력 저하로 이어질 수 있다. 안면 신경의 부조화로 인해 얼굴 근육에 경련이 생기거나, 마비 증상이 나타나는 경우도 빈번하다.

턱관절의 문제도 머리 뒤에서 시작된다

턱관절 문제로 치아 교정 수술을 받거나, 양쪽 턱 근육의 비대칭으로 인해 통증을 겪는 사례도 많다. 한쪽 치아가 틀어지면 교근이 제대로 작동하지 못하고, 턱관절에 반복적인 자극이 가해져 통증이 심화된다.

이러한 증상은 성형외과, 안과, 이비인후과를 오가게 만들지만, 문제의 출발점은 머리 뒤쪽, 항인대와 목 근육에 있는 경우가 많다.

항인대의 역할과 파괴되는 균형

머리 뒤에는 '항인대'라는 강한 인대가 목과 양쪽 견갑골에 걸쳐 붙어 있다. 이 항인대는 머리를 지지하고 안정시키는 중심축이다.

하루 종일 고개를 숙이고 있는 자세는 항인대를 비정상적으로 당기게 되며, 시간이 지날수록 항인대는 긴장되고 경직된다. 이로 인해 머리 전체에 통증이 발생하고, 눈이 침침해지며, 시력 저하, 냄새 인지 저하, 턱관절 통증, 이명, 어지럼증까지 유발한다.

두통 환자들이 MRI 검사를 받았지만 뇌에는 이상이 없는 경우가 많은 이유도 여기에 있다. 문제는 뇌 안이 아니라 뇌 밖, 즉 항인대와 후두경부 근육들에 있다.

두통, 정형외과에서 답을 찾을 수도 있다

두통이 지속된다면 신경과나 안과만 찾을 것이 아니라, 후두경부의 균형을 점검하는 정형외과 진료를 통해 도움을 받을 수 있다. 목과 어깨의 긴장을 풀어주는 치료만으로도 눈이 맑아지고, 턱 통증이 사라지고, 귀의 울림이 줄어드는 효과를 경험할 수 있다.

치료 사례: "3번의 치료로 인생이 바뀌었습니다"

6개월간 편두통에 시달리며 진통제만 복용하던 60대 여성 환자가 있었다. 눈은 침침하고 턱은 아프고, 얼굴이 일그러지며 잠을 이루지 못하고 우울감까지 호소하던 상태였다.

정형외과 진료에서 승모근, 흉쇄유돌근의 긴장과 항인대의 경직, 거북목, 한쪽 어깨 비대칭이 확인되었고, 이에 따라 근육 긴장도를 낮추는 치료와 후두부 교정을 시행했다.

3회 치료 후, 환자는 "머리가 가볍고 눈앞이 시원하다"며 "삶이 달라졌다"고 기뻐했다.

문제는 구조에서, 해답도 구조 안에 있다

현대인의 두통은 생각보다 단순한 구조의 문제일 수 있다. 뇌 속이 아닌 머리 뒤, 목과 어깨 주변에서 그 해답을 찾을 수 있다. 두통이 해결되면, 삶의 질은 전혀 다른 차원으로 올라갈 수 있다.

HEMR 관점에서 본 현대인의 두통: E (Exercise & Mobility)

HEMR의 E는, 움직임의 양보다 방향을 말한다.

두통의 근본이 목과 어깨의 균형 붕괴라면, 해결 역시 후두경부를 바로 세우는 자세와 움직임의 복원에 있다는 뜻이다.

틀어진 구조를 되돌리는 이 작은 움직임이, 생체 나이 회복과 뇌 건강 회복의 출발점이 된다.

22
거북목, 만만하게 봤다가 온갖 질병 부른다
거북목 증후군이 부르는 질병들

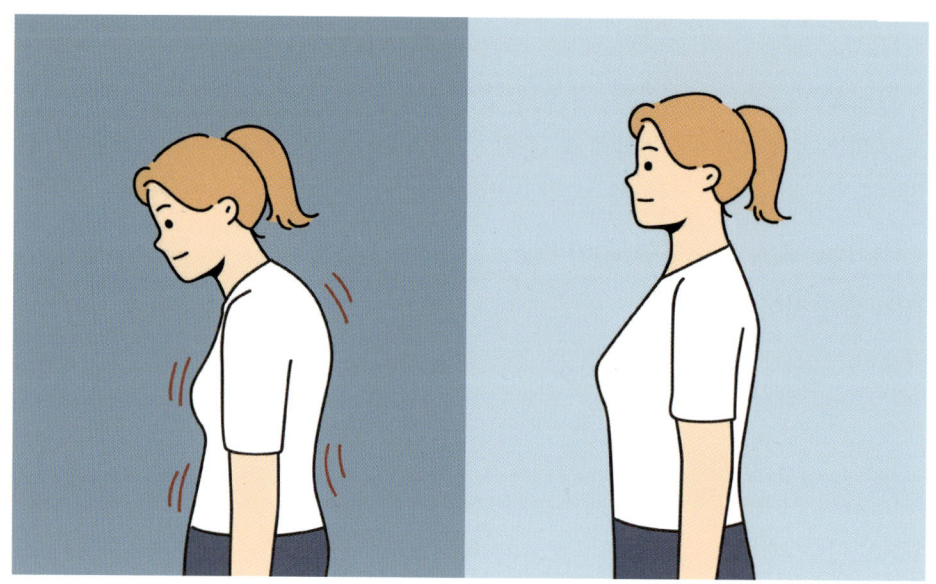

현대인의 대중병, 거북목

거북목은 현대인들의 대중병이다. 의사의 눈으로 볼 때 절반 이상의 성인들이 고개를 숙이고 있다. 횡단보도를 건널 때, 계단을 내려올 때 고개를 숙이고 스마트폰을 내려다보는 사람들이 많아졌다. 이 동작이 반복될 경우 경추의 균형이 앞으로 쏠리게 되고, 거북목 증상이 생긴다.

통계에 따르면 우리나라 25세 이상 성인 중 절반 이상이 평균 12.5도 정도 휜 거북목을 가지고 있다. 머리 무게가 5kg 정도 되는데, 12.5도 앞으로 쏠리면 하중은 10kg이 되고, 25도 각도로 모니터를 볼 때는 20kg, 스마트폰을 볼 때 40도 이상 숙여지면 머리 하중은 30kg 이상이 된다.

경추의 구조와 하중의 전가

경추는 일곱 마디로 되어 있다. 머리와 1번 사이에서는 끄덕임, 1번과 2번 사이에서는 좌우 돌림, 2번부터 7번까지는 굴신과 회전 운동을 담당한다. 이 여섯 마디의 균형이 깨질 때 일자목, 거북목이 생기고, 증가한 머리 하중이 목의 근육, 인대, 관절, 힘줄에 그대로 전가된다. 이 자세가 반복되면 수많은 질환들이 연달아 발생한다.

목 질환에서 뇌 질환으로 이어지는 연결 고리

목 근육은 섬세하지만, 하중을 견디기에는 부족하다. 초기엔 염좌와 긴장으로 시작해, 목 디스크, 경추 협착증, 후종인대 골화증으로 진행되고, 심하면 경추부 척수병증에 이르게 된다.

노인들이 두려워하는 치매, 뇌경색, 뇌출혈 등의 뇌질환도 본질적으로는 혈류 공급의 문제다. 거북목이 만성화되면 뇌신경과 경동맥이 눌려 뇌혈류가 방해받고, 뇌세포 손상이 유발된다. 거북목이 뇌질환의 가능성을 높이는 이유가 여기에 있다.

젊은이와 노인의 차이

젊은 사람들은 자세만 바꿔도 회복이 가능하다. 그러나 노인은 경추의 부정렬이 굳어 있고, 주변의 관절 손상도 진행되어 자세 교정만으로 회복이 어렵다. 거북목은 근막 긴장을 유발하고, 등이 일자형으로 굳는 편평등 증후군으로 진행되며, 경추 질환이 흉추 질환으로 확장되기도 한다.

예방의 핵심은 '자세'

가슴을 웅크리는 자세는 거북목을 유발한다. 가장 좋은 자세는 사관생도처럼 양쪽 어깨를 과도하다 싶을 정도로 활짝 펴고, 목을 곧게 세우는 자세다. 처음엔 어색하지만 반복할수록 자연스러워지고, 보기 좋은 몸 구조로 바뀐다.

작은 자세 하나가 만드는 큰 차이

목이 조금 숙여진 자세 하나가 수많은 질환을 유발할 수 있다는 사실은 놀랍다. 하지만 동시에, 그 한 동작을 바로잡는 것만으로도 많은 질환을 예방할 수 있다는 희망이기도 하다.

해야 할 일, 그리고 병원에서 확인할 것

거북목 진단을 받았다면 사관생도 자세를 의식적으로 반복해야 한다. 거울을 자주 보고 옆모습을 확인하며 교정하는 습관을 들이고, 가족이나 친구들의 피드백도 적극적으로 받아야 한다. 병원에서는 엑스레이를 통해 디스크 이상 유무를 확인하고, 필요하다면 주사 치료, 물리 치료, 약물 치료, 운동 치료, 신경 차단술 등을 시행해야 한다.

하늘을 보지 않는 사람들, 펴지 않는 몸

현대인은 외부와 차단된 공간에 머물며 하늘을 바라보는 여유를 잃었다.

그로 인해 거북목의 가능성을 늘 안고 살아간다. 헬라어 '안드로포스'는 사람(ἀνήρ)과 얼굴(ὤψ)의 합성어다. 하나님의 얼굴을 바라보는 존재가 사람이라는 뜻이다. 이는 곧 인체 구조의 본질을 드러낸다.

몸이 굽을수록 동물의 형상이 되고, 펴질수록 사람의 형상이 된다. 하늘을 바라볼 때 거북목이 펴지고, 새우등이 펴진다. 굽은 마음과 주름진 인생까지도 함께 펴진다. 움직임은 단지 관절의 작동이 아니다.

HEMR이 말하는 'E', 즉 Exercise & Mobility는 방향을 바꾸는 선택이다.

고개를 드는 한 번의 움직임은, 자세의 교정이 아니라 존재의 회복이 된다. 그 순간, 굽은 몸이 펴지고, 인생이 다시 일어난다.

23
해답은 척추 자세의 개혁, 경추관 협착증

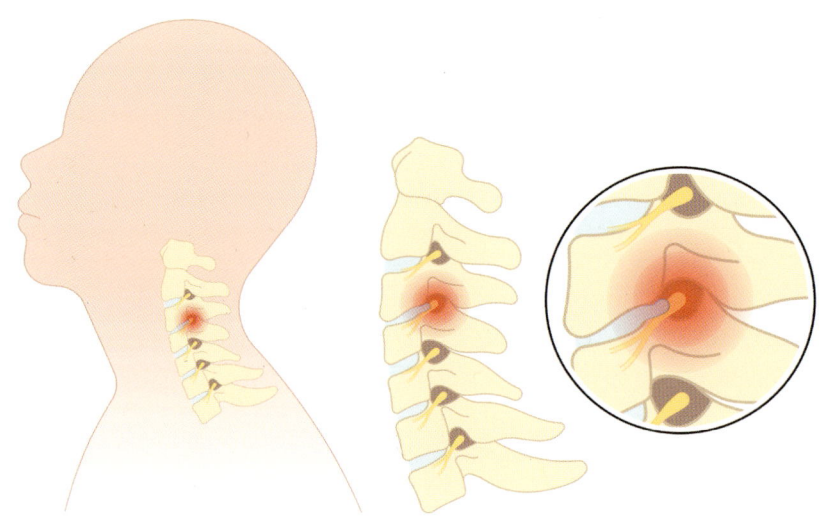

목과 어깨, 팔의 통증, 그 이면의 문제

　나이가 들면 이곳저곳이 아프다. 특히 목과 어깨, 팔은 가장 많은 통증과 감각 이상을 호소하는 부위들이다. 그 원인 중 하나가 경추의 척추관이 좁아져 생기는 경추관 협착증이다. 노인의 경우라면 척추관 협착증은 수명을 단축시키고 인지 능력을 떨어뜨리는 요인이 될 수 있기 때문에, 특히 더 관심을 가져야 한다.

왜 척추관은 좁아지는가

경추 척추관이 좁아지는 데에는 유전적인 요인도 있을 수 있지만, 대개는 노화가 원인이다. 척추의 노화, 인대와 후관절의 노화는 비대해지거나 딱딱해지고 두꺼워지는 증상으로 나타난다. 이렇게 되면 디스크가 밀리면서 튀어나오기도 하고, 가시뼈가 자라기도 한다. 이 경우 척추 속의 좁아진 신경 통로가, 비대해진 인대나 디스크, 뼈나 관절에 의해 압박을 받게 된다.

일반적으로 경추 척추관은 전후방 17~18mm 정도가 정상이다. 그러나 압박에 의해 10mm 이하로 좁아지게 되면 경추관 협착증으로 진단받게 된다.

다양하게 나타나는 증상들

이때 발생할 수 있는 증상은 다양하다. 목이나 어깨에 저림이나 무딤, 마비, 뻐근함, 감전된 느낌, 근력 약화, 감각 이상, 불편감 등이 나타나며, 시간이 지날수록 팔과 다리까지 증상이 확대된다. 추간 신경공 쪽으로 나오는 신경 뿌리를 누르는 경우에는 감각 이상뿐만 아니라 근육이 약화되어 응급 수술을 받아야 하는 상황까지 가기도 한다.

대개는 젊은 시절부터 지속된 잘못된 자세, 특히 거북목이 원인이 된다. 이 굽은 목을 붙잡기 위해 소관절이나 디스크에 힘이 가해지고, 이 자세가 교정되지 않은 채 세월이 지나면 경추 협착증이 발생할 가능성이 높아진다.

지속적으로 날갯죽지나 상완 부위에 통증이 생기고, 때로는 전완이나 손가락까지 감각 이상이 나타난다. 눌리는 신경 부위에 따라 감각 이상이 달라진다. 경추 6번 신경이 눌리면 엄지와 둘째 손가락에 감각 이상이 나타나고, 7번 신경이 눌리면 중지에, 8번 신경이 눌리면 네 번째와 다섯 번째 손가락, 양팔에 감각 이상과 통증이 생긴다. 척수 신경이 심하게 눌리는 경우에는 보행 장애나 사지 마비, 대소변 장애까지도 초래할 수 있다.

목디스크와 협착증, 무엇이 다른가

많은 사람들이 목의 협착과 디스크를 혼동한다. 목디스크는 나쁜 자세나 외부 충격으로 디스크가 튀어나오며, 통증과 감각 이상이 빠르게 나타났다가 회복되기도 한다. 팔 쪽 증상이 주로 나타나며, 다리 증상은 드물다.

반면, 경추관 협착증은 장기간에 걸쳐 서서히 진행된다. 목이나 어깨 통증이 자주 나타나고, 호전과 악화를 반복하며 점점 심해지는 쪽으로 가게 된다. 통증이 지속되는 것이 아니라 간헐적이라는 점이 특징이다. 증상이 사라졌다고 방심하다가, 나중에 더 심각한 상황으로 진행되는 경우도 많다.

경추 척추관이 10mm 이하로 좁아졌다고 해서 모든 사람이 통증을 느끼는 것은 아니다. 약 18% 미만의 사람들만 노화로 인한 협착으로 간헐적인 통증을 겪는다. 나머지 대부분은 디스크 탈출 등 갑작스러운 물리적 요인이 겹쳤을 때 통증이 발생한다. 다시 말해, 협착이 있더라도 디스크만 탈출하지 않도록 관리하면, 많은 경우 통증 없이 일상생활을 할 수 있다.

진단과 치료, 수술은 신중하게

경추관 협착증 증상이 나타나면 우선 쉬는 것이 중요하다. 목 자세를 바르게 하고, 필요할 경우 목을 지지해 주는 스펀지 베개인 토마스 칼라를 사용하는 것도 도움이 된다. 그래도 호전되지 않으면 병원을 방문해야 한다.

병원에서는 약물 치료나 물리 치료를 시행하고, 증상이 계속된다면 MRI 검사를 통해 신경이 눌린 부위를 확인한 후 주사 치료를 한다. 대부분은 이 단계에서 호전되며, 더 심한 경우에만 시술이나 수술이 필요하게 된다.

다만 경추관 협착증의 경우 수술은 신중하게 결정해야 한다. 무릎 수술은 성공률이 높지만, 척추 수술은 수술 후에도 통증을 호소하는 환자가 30%에 이르고, 재수술 시에는 섬유화와 척추 불안정성으로 성공률이 더 떨어질 수 있다. 실제로 수술이 필요한 경우는 전체의 10% 정도이며, 나머지는 보존적 치료로 충분히 관리가 가능하다.

회복의 출발점은 자세의 개혁

노화란 누구나 피할 수 없는 생의 한 과정이다. 그러나 노화로 인한 질환을 줄이고 그 속도를 늦추는 방법은 존재한다. 그 해답은 척추 자세의 개혁에 있다. 오류와 근거 없는 건강 정보들이 넘치는 요즘, 척추관 협착증이나 목디스크 모두 핵심은 하나다. 바로 자세를 펴는 것이다.

근골격계 질환의 대부분은 신체가 아래로 향하거나 구부리는 자세에서 비롯된다. 시선을 아래에 두고, 목을 구부리고, 허리를 숙이고, 다리를 접는 일상적 습관들이 인체의 중심인 척추를 손상시켜 퇴행을 유발한 것이다. 척추가 좁아지고 구부러지는 데에는 오랜 시간이 걸렸지만, 회복은 그보다 훨씬 빠를 수 있다.

지금부터 가슴을 펴고 허리를 세우는 자세의 개혁을 시도하라. 그 한 걸음이 통증을 줄이고, 노화의 속도를 늦추며, 활력 있는 삶으로 이어진다.

이것이 바로 HEMR의 E 항목, Exercise & Mobility의 핵심이다.

움직임은 단순한 근육 활동이 아니라, 구조를 되돌리고 생체 나이를 회복시키는 '방향 있는 실천'이다. 구부러진 자세는 질병의 시작이지만, 곧게 선 자세는 회복의 문을 여는 길이다.

오늘 펴는 순간, 척추도, 인생도 다시 일어선다.

24

인공관절 수술, 지금 꼭 해야 할까?

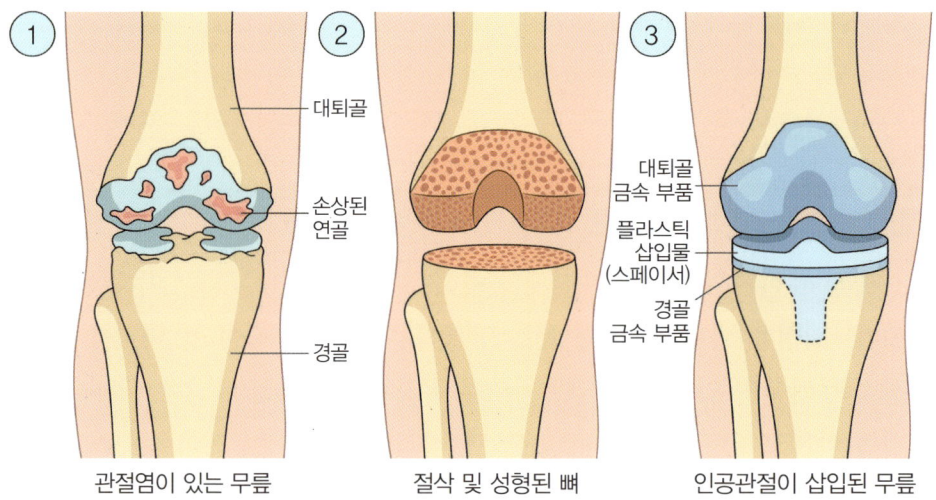

인공관절 전치환 성형술

① 관절염이 있는 무릎 — 대퇴골, 손상된 연골, 경골
② 절삭 및 성형된 뼈
③ 인공관절이 삽입된 무릎 — 대퇴골 금속 부품, 플라스틱 삽입물(스페이서), 경골 금속 부품

젊은 노년을 위협하는 무릎 통증

초고령 사회에서 젊은 노인을 괴롭히는 최악의 복병이 있다. 무릎 퇴행성 관절염이다. 재생이 어려운 무릎 연골이 닳아 없어지면, 관절과 관절 사이가 붙어 뼈끼리 부딪치는 만성 통증에 시달리게 되며 걷기가 어려워진다. 다른 신체가 아무리 건강해도, 무릎이 망가지면 삶의 질이 송두리째 흔들린다.

65세, 그리고 수술에 대한 고민

65세가 넘고 무릎 통증에 시달리는 노인들이 할까 말까 고민하는 수술이 무릎 인공관절 수술이다. 비용 부담, 생뼈를 잘라 내는 통증, 금속이 관절 안에 들어간다는 찝찝함, 수술 후에도 고통을 호소하는 노인들의 후일담 등으로 인해 인공관절 수술을 권유받은 노인들은 깊은 한숨을 쉰다. 만 65세이면서 동시에 관절염 4기에 해당한다면 일반적으로 인공관절 수술을 받아야 한다. 객관적인 조건으로 보면 맞는 말이다. 하지만 한 번 더 생각해 볼 여지가 있다.

수명 100세 시대, 선택은 신중히

관절이 닳았으니 인공관절 수술을 해야 한다는 말은 자동차를 10년 탔고, 엔진이 낡았으니 폐차해야 한다는 말과 비슷하다. 엔진이 마모되면 기름칠을 해주고, 엔진 오일을 자주 갈아주면서 얼마든지 자동차의 수명을 늘릴 수 있다. 마찬가지로 만 65세이고 관절염 4기라고 해서 무조건 인공관절 수술을 할 필요는 없다. 평균 수명이 84세를 넘어가고, 100세 시대를 바라보는 현실에서 만 65세에 수술을 받는다면 인공관절이 마모되지 않고 20~30년을 버텨줄 것이라는 보장이 없다. 가능하다면 수술 시기를 늦추는 것이 좋다.

물론 연골이 거의 닳은 상태이고 통증이 지속적이라면 수술을 고려해야 한다. 그러나 다음 세 가지 경우에 해당된다면 수술을 조금 더 미뤄볼 수 있다.

수술을 미뤄볼 수 있는 세 가지 조건

첫째, 약물치료나 물리치료와 같은 보존 치료를 최소 3개월 이상 받아보지 않은 경우다. 인공관절 수술은 관절염 치료의 마지막 종착역이다. 그 어떤 방법으로도 무릎 문제를 해결할 수 없을 때 최후의 수단으로 선택해야 하는 수술이다. 현대 의학은 인공관절 수술을 뒤로 미룰 수 있는 다양한 보존 치료 방법을 제공하고 있다. 최소 3개월 이상 꾸준히 시도해 본 후에도 통증이 지속될 때 수술을 고려해도 늦지 않다.

둘째, 통증은 있지만 일상생활에 큰 지장이 없는 경우다. 수술 결정의 가장 중요한 기준은 통증이다. 잠을 잘 때 쑤셔서 잠을 설치거나, 가까운 거리를 걷는 데도 통증으로 인해 움직일 수 없는 경우라면 수술을 고려할 수 있다. 하지만 통증이 있어도 하루에 3~4천 보 걷는 데 무리가 없고, 무릎을 구부렸다 펴는 동작이 자연스럽고, 수면에 방해가 되지 않는다면 수술을 미룰 수 있다.

셋째, 눈으로 봤을 때 무릎이 11자 모양으로 반듯한 경우다. 인공관절 수술을 해야 할 정도가 되면 관절이 O자나 X자로 휘는 경우가 많다. 무릎에 변형이 없다는 것은 뼈의 상태가 양호하거나 무릎 주변 근육이 아직 지지력을 가지고 있다는 뜻이다. 이 경우도 수술을 연기할 수 있는 조건이 된다.

정확한 시기를 판단하는 기준

이 세 가지 조건을 역으로 적용하면, 인공관절 수술이 필요한 시점을 판단할 수 있다. 3개월 이상 보존 치료를 받았음에도 통증이 심하고, 관절의 변형이 진행되며, 일상생활에 큰 지장이 생겼다면 더 이상 수술을 미룰 이유는 없다. 이 시점에서는 X-ray나 MRI 같은 영상 진단을 통해 무릎의 상태를 확인하고, 마음을 정할 필요가 있다.

수술을 미루는 것의 위험성

반대로, 수술이 필요한 시기임에도 불구하고 무작정 미루기만 한다면 어떻게 될까? 퇴행성 변화는 점점 가속화되고, 관절의 변형은 O자나 X자 형태로 더 심해진다. 뼈가시라고 불리는 골극이 자라나면서 통증이 더욱 악화된다. 이로 인해 무릎을 제대로 쓰지 못하게 되면 관절이 점점 더 굳어져, 나중에는 수술을 하더라도 관절 가동 범위를 회복하지 못하고, 잔여 통증이 남는 경우가 많다. 실제로 수술 시기를 놓친 환자들 중에는, 수술 후에도 만족스러운 결과를 얻지 못하는 경우가 적지 않다.

수술 결정 전에 반드시 확인할 것들

인공관절 수술을 결심했다면 한 번 더 신중하게 점검해야 할 부분이 있다. 100세 시대에 인공관절 수술은 단순한 치료가 아니라, 남은 30년의 삶의 질을 좌우하는 중대한 결정이다. 단순히 주변의 소문이나 단편적인 정보만으로 결정해서는 안 된다. 인공관절은 한 번 삽입되면 직접 눈으로 확인할 수 없기 때문에, 수술 전 재료의 신뢰성과 수술법의 정확성을 반드시 검토해야 한다.

인공관절 재료는 영국에서 개발되어 미국에서 정교하게 발전된 것이 대부분이다. 유럽이나 미국에서 인증받은 인공관절이라면 수명이 길고, 무릎의 운동 각도를 130도 이상 확보할 수 있는 고기능 재료인 경우가 많다. 하지만 재료만 좋다고 되는 것이 아니다. 그 재료를 정확한 방법으로 삽입하는 의사의 숙련도 또한 매우 중요하다.

좋은 인공관절 수술의 조건

의사의 숙련도를 판단할 수 있는 기준은 크게 두 가지다. 하나는 사용하려는 인공관절의 제조사가 제시한 수술법을 정확하게 시행할 수 있는가 하는 점이고, 다른 하나는 절개 범위를 최소화하여 조직 손상을 줄일 수 있는가 하는 점이다. 이 두 가지 요소가 수술 결과의 핵심을 좌우한다.

의사에게 "이제 다른 방법은 없습니다. 인공관절 수술밖에 없습니다"라는 말을 들으면, 많은 환자들이 사형선고라도 받은 듯한 절망감을 느끼게 된다. 하지만 전혀 그럴 필요가 없다. 현대 의술은 생각보다 훨씬 빠르게 발전하고 있다. 수술을 반드시 해야 하는 상황이라면, 위의 기준들을 충분히 고려하고, 자신에게 가장 적합한 시기와 방식, 의료진을 선택하는 것이 현명한 길이다.

HEMR 모델과의 연결: 움직임을 지키는 선택

운동성과 활동성은 HEMR 모델의 E 항목, Exercise & Mobility의 핵심이다. 나이가 들수록 건강을 지키는 중심축은 바로 '움직일 수 있는 능력'에 있다. 무릎은 움직임의 시작점이다. 무릎이 건강해야 걷고, 일상생활을 영위하며, 사회와 관계를 맺고 삶을 주도할 수 있다. 인공관절 수술은 단지 통증을 줄이기 위한 처치가 아니라, 삶의 주도권을 다시 회복하기 위한 전략이어야 한다.

수술을 미룰 수 있을 때는 미루는 지혜가 필요하고, 해야 할 때는 용기를 내는 결단이 필요하다. 관절의 통증에 무릎 꿇지 말고, 인생의 기회 앞에서 다시 일어서는 선택이 되길 바란다.

오늘의 결단이, 내일의 건강한 걸음을 만든다.

25

관절 조기 관리는 젊은 노인의 필수
관절을 지키는 예방 관리법

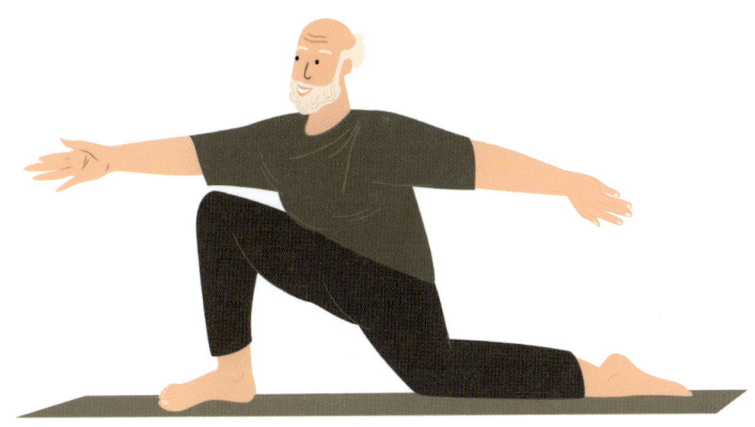

　미국 서부의 요세미티 국립공원에는 수천 년의 역사를 간직한 거대한 나무들이 있다. 어떻게 수천 년을 살 수 있었을까? 처음부터 그렇게 예정되어 있었던 것은 아니다. 모진 풍파에 스스로를 맞춰가며 최상의 건강 상태를 유지했기 때문이다.

　인간의 수명은 시대에 따라 변해왔다. 근대에는 평균 수명이 40세 정도에 지나지 않는 경우도 있었다. 불과 1970년대만 해도 환갑을 넘기면 충분히 장수한 것이라고 생각했었다. 하지만 최근 20년 사이 우리나라는 평균 수명이 급속히 늘어나면서 이미 초고령 사회로 진입하고 있으며, 평균 기대 수명은 84세에 육박하여 세계 3위의 장수 국가가 되었다.

무너진 관절, 회복보다 예방이 먼저다

원래 인간의 몸은 유전적인 문제가 없는 한 관리만 잘 되면 자연스럽게 유지되면서 오랫동안 건강할 수 있다. 문제는 부적절한 영양 상태와 운동 부족, 그리고 충분하지 못한 휴식이다.

우리의 관절마다 배치된 연골과 구조물들은 원래 20대에서 30대까지는 정상적으로 통증 없이 기능하도록 설계되어 있다. 그러나 그 이후부터 조금씩 통증이 시작되고 불편함이 느껴지는데, 이때부터 건강한 관절 관리 모드로 전환해야 한다. 젊을 때의 습관대로 계속 살아도 괜찮을 것이라고 생각했다가는 장차 관절에 큰 문제가 생길 수 있다. 우리 몸의 자체 치유 능력이 아무리 뛰어나도, 적절한 시간과 휴식이 주어지지 않거나, 약물을 사용하면서 통증을 참고 버티면 그 능력이 발휘되지 않을 뿐 아니라 노화를 가속화하는 원인이 될 수 있다.

첫 번째, 무릎 관절의 손상과 회복의 골든 타임

무릎 관절은 내측 관절, 외측 관절, 그리고 슬개 대퇴 관절이라는 세 개의 관절면으로 이루어져 있다. 이 관절들은 평생 동안 우리의 움직임을 원활하게 해주며 생존을 유지하는 데 필수적이다. 때로는 이 세 관절 중 한 부분이 손상되기도 하는데, 손상된 부위가 잘 회복되면 건강한 관절을 유지할 수 있다. 그러나 대부분은 이를 방치하고 통증만 없애려다 시기를 놓쳐 악화된다. 이 과정은 짧게는 1~2년에서 길게는 10년 이상 진행되며, 결국 인공관절 수술이 불가피한 상황에 이르게 된다. 대부분 이 시기를 약물과 영양제로 버티다 병을 키우는 경우가 많다.

숲속의 토끼나 여우는 열악한 환경에서도 통증이 생기면 본능적으로 활동을 멈추고 휴식하며 회복한다. 이는 자연적 회복 기제인 '항상성' 덕분이다. 그러나 인간은 자신의 질병을 인식하지 못하거나, 회복 시간을 확보하지 못함으로써 스스로 치유될 수 있는 골든 타임을 놓친다.

정형외과 의사로 34년을 지내며 젊었던 환자들이 노년이 되는 과정을 함께하며 회복을 돕고 있다. 그중에는 이런 회복의 기회를 놓치고 병원을 찾아오는 경우도 있다. 예를 들어, 30대에 십자인대가 끊어진 환자는 일시적으로 부종과 통증이 나타나다 회복된 것처럼 보이지만, 정밀한 수술로 복원되지 않으면 무릎이 흔들려 주변 조직까지 손상시킬 수 있다. 초기에는 부기가 빠지면서 증상이 호전된 듯 느껴지나, 실제로는 연골판이 손상된 채로 남아있을 수 있다. 이 상태에서 무리한 활동을 계속하게 되면 10년이 채 지나기도 전에 인공관절이 필요한 상황이 된다.

두 번째, 휜 다리는 미리 관리해야 한다

관절 변형은 출생부터 시작될 수 있다. 뼈의 길이와 모양은 성장하면서 다양한 형태로 변할 수 있고, 이는 성인이 되었을 때 평생 관절에 영향을 미치는 요인이 된다. 특히 무릎의 정렬은 단순히 미용적인 문제를 넘어서, 일상생활에서의 균형 잡힌 힘 분배에 중요한 역할을 해준다.

엉덩이, 무릎, 발목 관절의 중심이 일직선상에 있어야 한다. 오다리나 엑스다리와 같은 축의 변형이 있을 경우 특정 부위에 과도한 하중이 가해져 연골이 비정상적으로 빠르게 닳게 된다. 결국 건강한 부위까지 부담이 전이되어 전체 관절이 망가지고, 인공관절 수술로 이어지는 경우가 많다. 그러므로 이러한 축 변형은 젊을 때부터 특별한 관심을 갖고 관리해야 한다.

세 번째, 류마티스 관절염의 초기 대처가 관건

류마티스 관절염은 관절을 감싸는 활액막에 염증을 일으켜 무릎을 붓게 만들고, 연골에 영양 공급을 방해해 2차 손상을 유발한다. 이 질환은 자가면역질환의 일종으로 연골이 직접적으로 마모되는 것이 아니라, 염증에 의해 연골의 생존 환경이 악화되면서 발생한다. 따라서 약물 치료와 생활 습관 개선이 병행돼야 하며, 적절한 운동과 염증 조절을 통해 손상을 늦출 수 있다. 초기 진단과 맞춤형 약물 조절을 통해 인공관절 수술 없이도 장기적인 관절 건강을 유지할 수 있다.

젊은 노인, 운동과 모빌리티의 본질을 이해해야 한다

이 모든 요소는 HEMR 모델 중 E(Exercise & Mobility) 항목과 밀접하게 연결된다. 관절을 움직일 수 있는 능력을 지키는 것은 단순히 몸을 유지하는 문제가 아니다. 자율성과 독립성, 더 나아가 삶의 질과 정신적 활력까지 영향을 미친다. 관절의 손상이 시작되면 활동성이 줄고, 이는 사회적 접촉 단절, 우울감, 정신적 무기력으로 이어질 수 있다. 결국 관절의 조기 관리는 신체적 건강뿐 아니라 전반적인 활력과 연결되는 중요한 열쇠가 된다.

예방이 곧 자유다

많은 환자들이 무릎 손상을 방치한 결과, 결국 인공관절 수술밖에 답이 없는 상황에 이르게 된다. 이는 작은 통증과 부기를 대수롭지 않게 여기고 지낸 결과다. 젊은 노인의학은 단순히 수명을 연장하는 것을 넘어서, 젊은 시절부터 예방하고 관리하여 노년기에 더 건강하고 활기찬 삶을 누리는 것을 목표로 한다.

'호미로 막을 것을 가래로도 못 막는다'는 말처럼, 관절 관리의 시작은 사소한 통증을 놓치지 않는 데서 출발한다. 더 젊은 노년, 더 건강한 삶을 위해 오늘부터라도 관절의 소리에 귀 기울여야 한다.

Ⅲ. 정신적 활력

정신적 활력은 몸의 활력에서 비롯된다

젊은 노인의학은 단지 나이를 관리하는 학문이 아니다. 그것은 나이와 함께 찾아오는 삶의 변화에 적응하고, 오히려 더 건강하고 자유로운 삶을 살아가기 위한 전략이다. 그 전략의 중심에는 단순히 '몸을 움직이는 것'을 넘어서는 깊은 차원의 통합이 있다. 바로 정신적 활력이다. 생체 나이의 방정식을 이루는 HEMR 중, 'M'은 Mental Well-being, 정신의 힘을 의미한다. 그리고 이 정신의 힘은 생각보다 훨씬 구체적이며, 일상의 신체 상태와 긴밀하게 연결되어 있다.

정신적 활력은 긍정적인 생각이나 단순한 감정 조절로만 이뤄지지 않는다. 건강한 무릎이 있어야 산책을 하고, 고통 없이 움직여야 활력이 생기며, 자율성과 독립성이 유지되어야 자신감과 삶의 의욕도 살아난다. 반대로, 만성 통증이나 반복되는 질환은 우울과 무력감을 낳고, 삶에 대한 주도권을 잃게 만든다. 특히 무릎은 전신의 하중을 지지하는 구조이자, '움직이는 자유'를 보장하는 핵심 기관이기에, 무릎의 상태는 정신적 활력과 밀접한 영향을 주고받는다.

이제부터 소개할 13개의 칼럼은 정신적 활력을 회복하기 위한 실질적인 길을 제시한다. 건강한 무릎을 점검하는 테스트부터, 통증이 보내는 초기 신호를 이해하고, 줄기세포 치료에 대한 오해를 바로잡

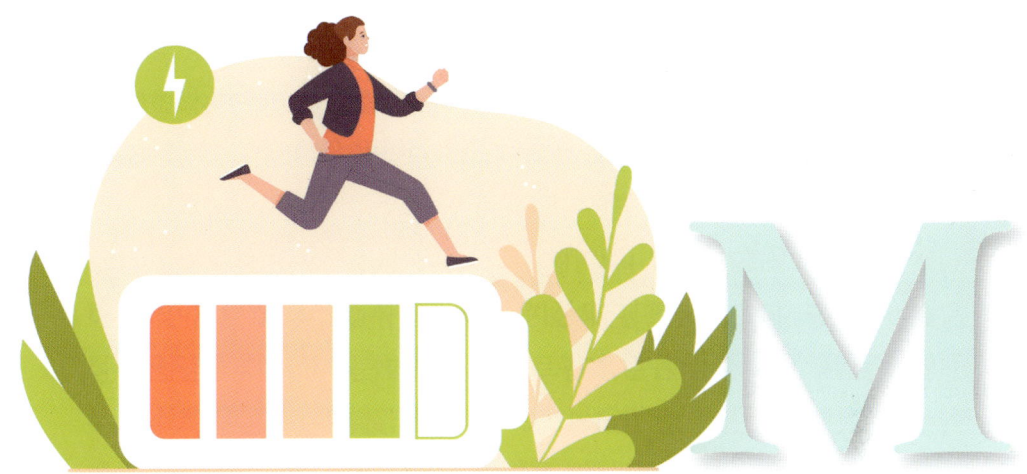

Mental Well-being

는 일까지, 무릎을 살피는 일은 곧 자기 삶을 살피는 일이다. 고혈압과 감기, 독감처럼 흔하지만 무시하기 쉬운 질환들에 주의를 기울이고, 적절한 체중과 바른 정렬을 통해 관절의 부담을 줄이는 일 또한, 정신적 활력을 위한 중요한 밑바탕이 된다.

줄기세포 치료를 통한 연골 회복이나 노화의 지연은 단순히 의학적 시도가 아니라, 삶을 회복하려는 몸과 마음의 의지이다. 정신적 활력은 신체에 깃들어 있고, 신체의 회복은 마음을 다시 일으켜 세운다. 결국 젊은 노인의 길은, 몸과 마음이 함께 깨어나는 방향을 향한다.

이제, 그 길의 출발점에서 열세 개의 칼럼이 함께 걸어간다.

26
무릎에 생긴 통증 신호, 치료의 골든타임
무릎 통증, 골든타임을 잡아라

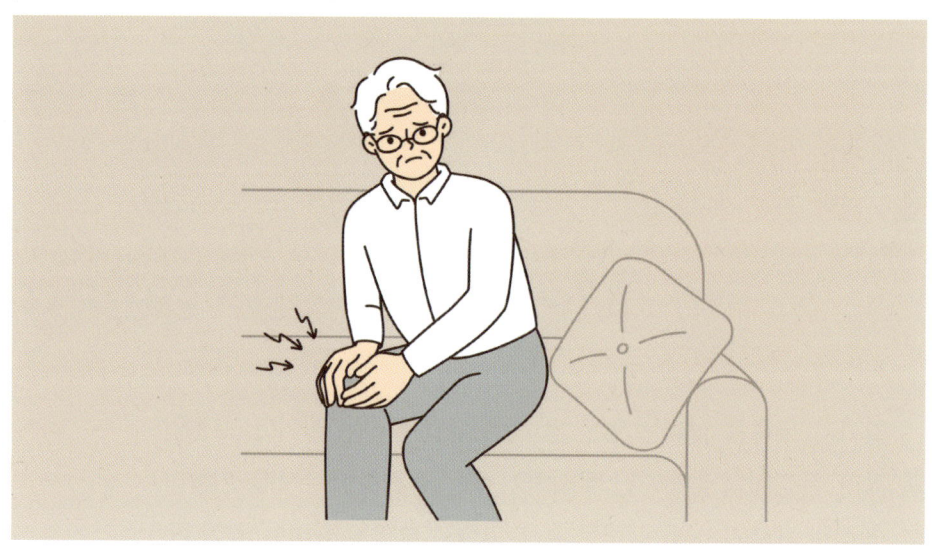

무릎 통증은 몸의 언어다

50대 또는 60대까지 아무 문제가 없다가 처음으로 무릎 통증을 경험하는 순간들이 있다. 대부분의 사람들은 며칠 기다려 보다 통증이 사라지면 아무 문제 없는 줄 알고 잊어버린다. 그러나 이유 없는 통증은 없다. 통증은 몸의 이상을 알리는 가장 정확한 언어다. 젊은 노년을 살아가기 위해서는 이 무릎 통증 신호들을 결코 가볍게 여기지 말고, 그 원인을 정확히 이해하고 골든타임 안에 해결책을 찾아야 한다.

무릎에 발생하는 다섯 가지 주요 손상

첫째, 연골판 뿌리 손상이다. 오다리나 엑스다리를 가진 사람들은 무릎에 가해지는 하중이 두세 배에 달한다. 그 하중을 평생 감당해 온 연골판의 뿌리가 어느 날 끊어지게 되는 것이다. 문제는 통증이 며칠 후 사라지는 것처럼 보여 착각을 불러일으킨다는 점이다. 통증이 줄었다고 회복된 것이 아니다. 무릎은 여전히 내부에서 회복을 시도하고 있으며, 무리를 계속하면 병을 더 키우게 된다.

둘째, 관절 연골 박리성 손상이다. 관절 연골 자체가 깨지는 경우로, 무릎에서 '뻑' 소리와 함께 연골이 떨어져 나가며 내부 출혈이 일어난다. 이는 반복된 피로 누적과 스트레스로 인한 결과다. 슬개 대퇴 관절의 표면에 손상을 주면서 퇴행성 관절염을 유발하기 쉽다.

셋째, 연골판 중간이나 앞쪽이 찢어지는 경우다. 산행, 쪼그려 앉는 자세, 반복적인 무릎 회전 등에서 발생하며, 특히 바닥에서 무거운 물건을 들어 올리는 직업을 가진 사람들에게 흔하다. 젊을 때는 재생되기도 했지만, 50대 이후에는 연골판이 으깨지듯 찢어지며 회복이 어렵다. 긁어내는 치료가 필요하며, 치료가 늦어지면 퇴행성 관절염으로 진행된다.

넷째, 십자인대나 측부 인대의 손상이다. 젊었을 때 다친 기억이 있지만, 부기만 가라앉았다고 괜찮다고 생각하는 경우가 많다. 실제로는 인대가 느슨해져 있으며, 반대편과 비교하면 쉽게 확인된다. 인대 손상은 관절의 불안정성을 초래하고, 연골판 손상과 함께 퇴행성 관절염 말기까지 이어질 수 있다. 무릎이 풀리거나 잠기는 증상이 있다면 반드시 점검이 필요하다.

다섯째, 슬개 대퇴 관절의 연골 손상이다. 특별히 무거운 일을 하지 않았는데도, 무릎에서 소리가 나고 계단을 오르내리기 힘들다면 이 가능성이 높다. 특히 다리가 엑스다리인 경우에 많고, 슬개골과 대퇴골의 주행이 어긋나면서 외측 연골이 닳아 통증이 지속된다. 조기 인공관절 수술로 이어질 수 있는 중요한 신호다.

골든타임을 놓치지 마라

무릎 통증을 느끼면 '잠깐 아프다 말겠지'라는 생각보다는, '이 통증이 의미하는 것이 무엇일까'를 먼저 생각해야 한다. 고장 신호를 무시한 자동차처럼, 우리 몸 역시 처음 오는 작은 고장을 방치하면 연쇄적인 큰 고장으로 이어질 수밖에 없다. 통증이 일어난다는 것은 신체가 스스로 회복하려는 신호이자 기회다. 이 골든타임 안에 올바른 조치를 취하는 것이 관절 건강의 핵심이다.

무릎과 정신적 활력의 관계

여기서 중요한 질문이 생긴다. 왜 무릎의 작은 통증 하나가 정신적 활력과 연결되는가?

정신적 활력은 단지 기분 좋고 밝은 마음 상태를 의미하지 않는다. 그것은 스스로 삶을 주도할 수 있다는 확신, 몸을 자유롭게 움직이며 나의 일상을 지킬 수 있다는 자율성과 독립성에서 비롯된다. 걷는 능력은 단순한 이동 수단을 넘어서, 사회와 연결되고, 관계를 유지하며, 내 삶을 살아갈 수 있는 기반이 된다. 반대로 무릎의 통증은 활동의 제약을 만들고, 이는 점차 사회적 고립과 심리적 위축, 자존감 저하로 이어진다.

정신적 활력은 건강한 무릎에서 출발한다.

아무 문제 없이 걸을 수 있다는 사실은 생각보다 큰 자유이며, '움직일 수 있다'는 경험은 인간에게 정신적으로도 활력을 불어넣는다.

건강한 무릎을 지키는 일은 단지 관절 하나를 보호하는 것이 아니라, 삶 전체를 지켜내는 것이며, 젊은 노년을 살아가기 위한 가장 기본적인 조건이 된다. 이것이 바로 HEMR의 M, 정신적 활력(Mental Well-being)이 관절 건강과 연결되는 지점이다.

무릎 통증을 단순한 노화의 증상으로 넘기지 말고, 지금 이 순간이 '회복의 골든타임'이라는 점을 기억하자.

통증의 언어에 귀를 기울이고, 움직임을 회복하며, 다시 일어서는 것.

그것이 몸과 마음이 함께 젊어지는 첫걸음이다.

27
건강한 무릎 가진 젊은 노인의 비결
무릎 건강을 위한 생활 습관

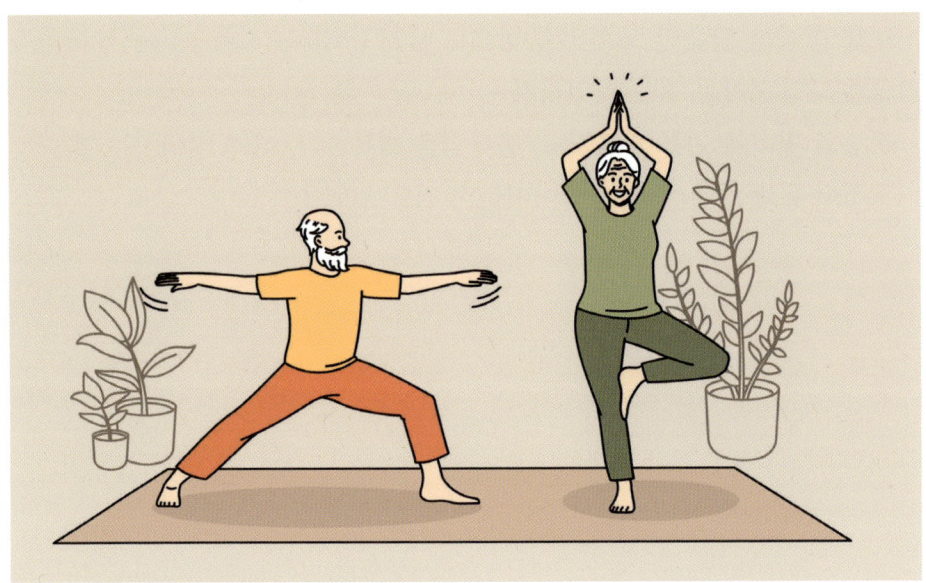

무릎, 삶의 질을 결정하는 관절

사람이 몸을 움직일 때 사용하는 관절은 약 360개. 그중 걷고, 앉고, 서고, 뛸 때마다 핵심적으로 움직이는 관절이 바로 무릎이다. 무릎은 자주 쓰이는 만큼 문제가 가장 많이 발생하는 부위이기도 하다. 우리나라 노인들 중 매년 무릎 통증으로 병원을 찾는 환자 수는 300만 명을 넘는다. 노인 세 명 중 한 명이 무릎 통증을 경험하고 있다는 뜻이다.

무릎을 건강하게 관리하는 사람은 병원을 자주 찾지 않으면서도 질적으로 높은 삶을 유지할 수 있다. 반면 무릎 관리를 놓친 노년은 통증과 제약 속에 어려움을 겪을 수밖에 없다. 그렇다면 어떻게 해야 노인이 되어도 건강한 무릎을 지킬 수 있을까? 무릎 건강을 지키고 질병을 예방할 수 있는 방법은 무엇일까?

무릎과 소통하는 생활 습관

첫 번째 방법은 무릎과 소통하면서 생활 방식과 자세를 조율하는 것이다. 이는 무릎이 보내는 작은 신호들에 귀 기울이는 것부터 시작된다. 무릎은 스스로 회복 능력을 갖고 있다. 가벼운 손상은 남은 건강한 조직이 도우며 회복을 유도한다. 그러나 회복의 시간은 필요하다.

무릎이 시큰거리거나 뻑뻑해지고, 자세를 바꿀 때 통증이 국소적으로 발생한다면 회복의 시간을 요청하는 신호다. 이런 신호를 무시한 채 무리한 활동을 지속하면 손상이 누적되고 회복이 늦어진다. 짧게는 1주에서 2주이지만, 길게는 4주에서 6주가 걸리기도 한다. 대부분 이 기간을 주의한다면 무릎은 특별한 치료 없이도 스스로 회복하여 다시 정상 상태로 돌아갈 수 있다.

무릎 통증이나 부종은 그날 갑자기 생긴 문제가 아니라, 그보다 1~2주 전부터 누적되어 온 결과다. 이를 간과하면 질병으로 가는 지름길이 된다. 이때 적용할 수 있는 자가처치법이 바로 RICE 요법이다. R은 휴식(Rest), I는 얼음찜질(Ice), C는 압박(Compress), E는 거상(Elevation)이다.

이 네 가지를 적절히 시행하면 특별한 약 없이도 통증을 완화하고 회복을 앞당길 수 있다.

피해야 할 생활 습관

무릎 건강을 위협하는 일상 동작들이 있다.

무릎 통증이 있음에도 불구하고 등산을 고집하거나, 마라톤, 무거운 물건을 반복적으로 드는 리프팅 운동, 지나친 계단 오르내리기 등은 오히려 상태를 악화시킨다. 또, 쪼그려 앉기, 양반다리, 무릎 꿇기 등은 무릎 내 구조물을 반복적으로 압박하며 변형을 유발한다. 이런 자세를 한 시간 이상 유지하는 습관은 훗날 큰 후회로 이어질 수 있다.

손상 시기를 놓치지 않는 보존 치료의 지혜

두 번째 방법은 손상의 정도에 따라 시기를 놓치지 않고 보존 치료를 받는 것이다. 예를 들어 운동 중 충돌이나 낙상, 일상생활 중 예상치 못한 타박 등으로 인해 무릎에 '조금 큰 손상'이 발생할 수 있다. 이때는 통증이 있다가 점차 사라지며 회복된 것처럼 느껴질 수 있다. 그러나 실제로는 내부 손상이 진행되고 있을 가능성이 크다. 이때 병원을 찾지 않으면 10년, 20년 뒤 심각한 관절 질환으로 진행될 수 있다.

가장 안타까운 경우는 이 시기에 정형외과 전문의를 찾지 않고, 민간요법이나 비전문적 방법에 의존하는 것이다. 겉으로 보기엔 회복된 것 같지만, 내부에서는 무릎 손상이 누적되어 조기 인공관절 수술로 이어질 수 있다.

이런 손상을 예측할 수 있는 통증 신호도 있다.

무릎이 심하게 붓거나 구부리고 펴는 동작이 힘들어진 경우, 걷다가 무릎이 휘청거리거나 중심이 무너지는 느낌, 자세 전환 시 무릎에서 걸리는 소리나 찌릿한 통증이 반복된다면 병원 진료가 반드시 필요하다. 진단을 스스로 내리는 대신, 정형외과 전문의에게 상태를 확인받는 것이 가장 안전하고 정확한 선택이다.

무릎 건강은 정신적 활력의 중심이다

무릎이 건강하다는 것은 곧 자유롭게 움직일 수 있다는 뜻이다. 이 자유는 단순한 활동성을 넘어서, 삶을 스스로 주도할 수 있다는 자신감과 자율성, 즉 정신적 활력의 기반이 된다.

무릎 통증으로 인해 움직임이 제한되면, 사회적 활동이 줄고, 외출이 줄며, 결국 사람들과의 관계 단절과 심리적 위축으로 이어진다. 이런 상태가 반복되면 우울감이나 무기력감으로 이어지고, 이는 결국 정신적 활력을 잃는 결과를 초래한다.

반대로 무릎이 건강하고 자유롭게 움직일 수 있는 사람은 외부 자극에 활발히 반응하며 삶을 능동적으로 살아간다. 자신에게 통증을 주는 활동을 구분하고 회복할 줄 아는 지혜, 손상을 방치하지 않고 제때 치료받는 실행력, 나이가 들었더라도 주도적으로 일상을 살아가는 습관, 이 모든 것이 곧 젊은 노인의 정신적 활력을 구성한다. 이것이 바로 HEMR의 M 항목, 정신적 활력(Mental Well-being)의 실체이며, 그 출발점은 바로 건강한 무릎에서 시작된다.

작은 손상들을 그때그때 치유하려는 노력의 축적은 결국 큰 수술보다 더 강력한 예방이 된다. 젊은 노인은 스스로의 몸과 대화하며, 고통에 귀 기울이고, 그에 따라 행동을 바꾸는 사람이다. 무릎은 단지 관절만이 아니다. 그것은 삶을 움직이는 축이자, 정신을 살아 있게 만드는 발판이다. 오늘 당신의 무릎이 편안하다면, 그만큼 당신의 정신은 더 생기 있고 밝은 상태에 가까운 것이다.

28

무릎 줄기세포 치료로 젊은 노인을 꿈꾸다
줄기세포 치료, 무릎 건강의 혁신

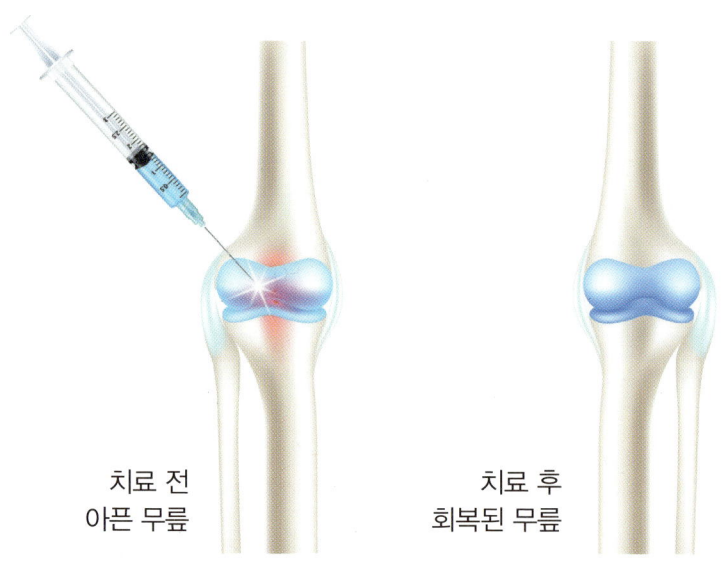

치료 전
아픈 무릎

치료 후
회복된 무릎

나이 듦의 신호, 무릎에서 시작된다

어느 날, 나이가 들면서 무릎에서 삐걱거리는 소리가 들리기 시작한다. "아, 이제 나도 늙는구나." 하고 체념하게 된다. 하지만 과연 무릎 통증은 자연스럽게 받아들여야만 하는 노화의 일부일까? 젊은 노인으로 활기찬 삶을 살아가고 싶은 사람들에게 여전히 희망은 있다. 그중 하나가 바로 줄기세포 치료다.

연골 손상은 필연이지만, 복구는 가능하다

무릎 관절은 일상생활에서 가장 많은 하중과 마찰을 견디는 관절이다. 특히 무릎의 매끄러운 움직임을 가능하게 하는 초자연골(하이알린 연골)은 혈관이 없어 자가 회복이 매우 어렵다. 이 연골이 손상되면 통증이 발생하고, 점차 퇴행성 관절염으로 발전할 수 있다.

이제는 그 통증을 나이 탓으로만 여기지 않아도 된다. 줄기세포 치료의 발전으로, 초자연골의 재생이 가능해졌기 때문이다. 최근 우리나라에서도 첨단재생의료법이 시행되며, 줄기세포 기반 치료의 문이 활짝 열렸다. 선한목자병원 역시 보건당국으로부터 재생의료실시기관으로 지정받아 자가 골수 줄기세포를 활용한 무릎 연골 재생 임상 연구를 진행하고 있다.

줄기세포가 연골을 재생하는 과정

초자연골은 투명하고 탄력 있는 구조로, 관절의 유연하고 매끄러운 움직임을 돕는다. 하지만 손상되면 섬유연골이라는 다른 형태의 연골로 대체된다. 이 섬유연골은 탄력성과 구조적 안정성이 떨어져 장기적으로 관절 건강을 유지하기 어렵다. 줄기세포는 이런 한계를 극복할 수 있는 해결책이다.

줄기세포는 손상된 부위에 이식되면, 주변 환경의 신호에 반응하여 초자연골을 구성하는 콜라겐 타입 2를 생산하게 된다. 이는 연골 특이 단백질인 아그리칸(aggrecan)과 함께, 새로운 연골을 형성하는 핵심 물질이다. 이 분화는 베타 변형성장인자(TGF-β), 골형성 단백질(BMP), 인슐린 유사 성장인자(IGF-1)와 같은 성장 인자들이 세포 내 유전자를 자극하면서 일어난다.

연골로의 분화는 단기간에 끝나지 않는다. 수개월에 걸쳐 서서히 진행되며, 그 과정에서 줄기세포는 기존 연골과 유사한 형태의 초자연골을 재형성하게 된다. 이는 단순한 통증 완화를 넘어, 구조적인 회복을 이룬다는 점에서 의미가 크다.

중증 연골 손상에도 적용 가능하다

줄기세포 치료는 특히 ICRS 4등급, 즉 연골이 심하게 손상되어 뼈가 드러난 경우에 효과가 크다. 기존의 약물치료나 물리치료로는 회복이 불가능한 상태에서 줄기세포 치료는 연골 재생의 마지막 희망이 될 수 있다. 단, 연골 재생이 성공하려면 관절의 정렬과 안정성이 필수다.

무릎 정렬과 운동, 치료 효과의 열쇠

무릎이 휜 상태에서는 줄기세포가 재생시킨 연골이 다시 마모되기 쉽다. 따라서 무릎 관절의 정렬, 특히 오다리나 엑스다리 교정은 줄기세포 치료 전 반드시 고려해야 한다. 관절의 중심축이 바르게 맞춰져야만 새롭게 생긴 연골이 오래 유지될 수 있기 때문이다.

줄기세포 치료 후에는 일정한 관절 운동이 필수적이다. 특히 자전거 페달을 밟는 동작과 같은 반복적인 굴신 운동은 재생 연골이 매끄럽고 둥그런 형태로 자랄 수 있도록 돕는다. 과도한 운동이 아닌, 정확하고 반복적인 관절 움직임이 연골 세포가 과분화되지 않고 안정적인 조직으로 자리 잡는 데 중요한 역할을 한다.

또한 십자인대, 측부인대와 같은 주변 인대의 손상이 있다면 반드시 교정 후 줄기세포 치료를 진행해야 한다. 불안정한 관절 환경에서는 새 연골이 울퉁불퉁 자라거나 기능적으로 부적합한 형태로 재생될 위험이 있다.

줄기세포 치료, 단순한 통증 완화를 넘어

줄기세포 치료는 단순히 관절의 통증을 줄이는 데서 끝나지 않는다. 무릎 건강을 되찾음으로써 다시금 걷고, 움직이고, 삶을 향해 나아갈 수 있는 에너지를 되찾는 것이다. 특히 줄기세포 치료는 젊은 노인의 건강한 삶을 위한 하나의 전환점이 될 수 있다.

정신적 활력과 무릎 건강은 연결되어 있다

무릎이 건강하면 마음도 달라진다. 통증이 줄고 활동 반경이 넓어지면, 자연스럽게 자신감이 생긴다. 산책을 나가고, 친구를 만나고, 여행을 떠나는 삶이 가능해진다. 이는 뇌와 마음을 활기차게 만들고, 새로운 자극에 민감하게 반응할 수 있는 정신적 활력을 회복시킨다.

정신적 활력은 단지 마음의 문제만이 아니다. 내 몸을 회복시키고, 다시 세우는 과정에서 오는 자존감과 회복력, 그 모든 정신적 에너지가 바로 HEMR의 M 항목에 해당하는 본질이다.

줄기세포 치료는 무릎 관절의 재생을 통해 정신적 활력까지 회복시키는 실질적인 길이다. 나이 듦은 피할 수 없지만, 그것을 살아내는 방식은 바꿀 수 있다.

줄기세포 치료는 젊은 노인으로 살아가기 위한 선택이며, 새로운 활력의 시작이다. 관절이 움직이는 만큼, 삶도 다시 앞으로 움직이게 된다.

29

무릎 줄기세포 수술의 오해와 가능성, 제대로 알고 선택하자

줄기세포 치료, 오해와 진실

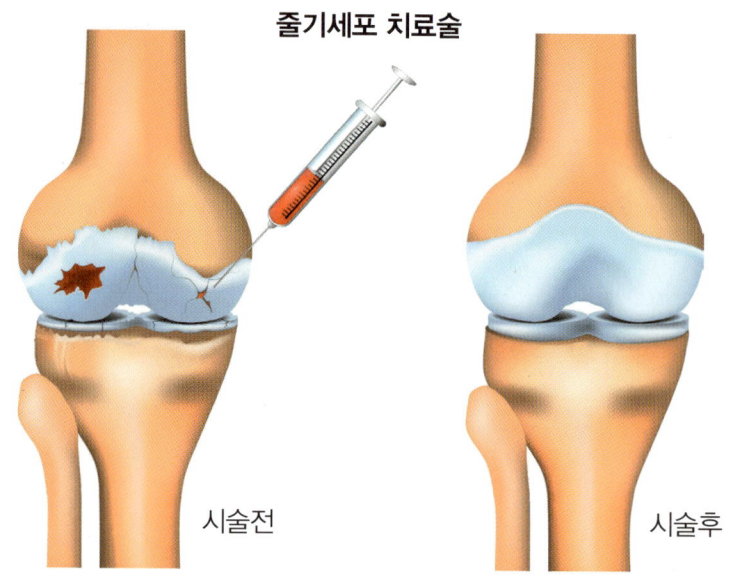

줄기세포 치료술

시술전   시술후

　줄기세포 수술은 최근 무릎 관절 치료에서 많은 주목을 받고 있지만, 그 효과에 대해 여전히 회의적인 시각을 가진 사람들이 많다. 그러나 이러한 회의의 배경에는 중요한 오해들이 존재한다. 실제로 줄기세포 수술은 환자 맞춤형으로 시행될 경우, 상당한 무릎 연골 재생 효과를 기대할 수 있는 치료법이다. 하지만 수술 자체보다도 중요한 것은 수술의 준비와 과정, 그리고 환자 개인에게 맞는 최적화된 방식으로 진행되는지 여부다.

줄기세포 치료는 왜 필요한가

줄기세포 치료는 특히 '젊은 노인'이라 불리는 50대 이상의 중장년층에서 큰 관심을 받고 있다. 무릎 연골이 닳아가는 이들은 보존적 치료로 관절의 손상을 늦추려 하지만, 이는 통증 완화에만 그칠 뿐 손상된 연골을 재생시키지는 못한다. 결국 연골이 완전히 닳으면 인공관절 수술을 받아야 하는데, 줄기세포 수술은 이 과정을 지연시키거나 피할 수 있는 마지막 재생의 기회를 제공하는 선택지다.

줄기세포 수술에 대한 대표적 오해들

현재 대한민국에서 줄기세포 수술을 받으려는 사람들이 늘고 있지만, 이를 시행하는 병원은 150여 개에 불과하고 연간 수술 건수도 4천 건 정도다. 이로 인해 대중에게 줄기세포 수술의 효과와 안전성에 대한 정보가 충분히 전달되지 않고 있으며, 일부 환자들은 기대한 만큼의 결과를 얻지 못해 줄기세포 수술에 대한 불신을 키우고 있다.

그중 대표적인 오해는 "나이가 많을수록 줄기세포의 수가 적어진다"는 주장이다. 그러나 이는 과학적 근거가 부족한 단편적 인식이다. 상당수의 고령 환자들도 젊은이들과 유사한 양의 줄기세포를 추출할 수 있다. 줄기세포는 나이가 든다는 이유만으로 쉽게 줄어들지 않는다. 줄기세포의 수와 질은 나이보다는 전반적인 신체 상태와 심리적 안정에 더 큰 영향을 받는다. 따라서 수술 전 충분한 휴식과 영양 섭취, 마음의 안정을 유지하는 것이 무엇보다 중요하다.

줄기세포 수술의 실패 원인

줄기세포 수술 후 효과가 없었다는 이야기도 있지만, 이는 대부분 잘못된 수술 방식 때문이다. 대표적인 문제점은 세 가지다.

첫째, 다리의 휜 상태를 교정하지 않은 채 수술한 경우다. 기형적 구조가 개선되지 않으면 체중이 한쪽에 쏠리면서 연골 손상이 반복된다. 실제로 다리가 휘어 있는 상태에서 수술한 환자들이 지속적인 통증을 호소하는 경우가 많다.

둘째, 다발성 천공술에서 충분한 골수를 확보하지 못한 경우다. 대퇴골에 구멍을 뚫어 골수를 추출하는 과정에서 적절한 개수와 깊이의 천공을 유지하지 못하면 줄기세포 양이 부족하게 된다. 반대로 너무 많은 천공은 체중 지지를 방해할 수 있어 균형이 중요하다.

셋째, 무혈청 상태 유지에 실패한 경우다. 연골이 뼈로 분화되지 않도록 하기 위해서는 혈액 공급이 차단된 무혈청 상태 유지가 필수인데, 이를 실패하면 치료 효과가 떨어진다.

줄기세포 치료의 핵심은 맞춤형 접근

줄기세포 치료에는 환자마다 다른 조건에 맞는 맞춤형 전략이 필요하다. 체중이 많이 나가거나 과도한 활동을 하는 환자는 회복 속도가 느릴 수 있기 때문에, 수술 후 안정과 함께 생활 습관 개선이 병행되어야 한다. 휜 다리 교정, 충분한 골수 확보, 무혈청 유지 등 세 가지 핵심 요소가 충족되어야 연골 재생 효과를 극대화할 수 있다.

젊은 노인을 위한 마지막 기회

줄기세포 수술은 '젊은 노인'들이 무릎 관절을 되살릴 수 있는 마지막 기회로 평가받고 있다. 한국인의 기대 수명이 83.5세를 넘어서고 있는 현실에서, 무릎 건강은 삶의 질과 직결된다. 줄기세포 치료는 인공관절 수술을 피하거나 미루는 대안이 될 수 있으며, 기능 회복과 함께 삶의 활력을 유지할 수 있게 해준다.

정신적 활력과 생체 회복력의 연결

줄기세포 치료는 단순히 관절만을 회복하는 것이 아니다. 이 치료는 환자의 신체 상태뿐 아니라, 회복에 대한 의지, 정신적 태도, 삶의 활력도와 밀접하게 연결된다. 줄기세포는 물리적 나이보다는 전반적인 생리 상태와 심리적 환경에 더 큰 영향을 받는다. 다시 말해, 정신적 활력이 높고 심리적으로 안정된 환자일수록 줄기세포의 분화 능력과 재생 반응이 더 강하게 나타난다.

HEMR의 M 항목, 즉 Mental Well-being은 단순히 우울증 예방의 개념을 넘어, 우리 몸의 자가 회복력, 특히 줄기세포 치료와 같은 생체 재생 시스템의 효과에도 깊이 관여한다. 무릎에 통증이 있다고 삶을 멈추기보다는, 희망을 품고 적극적으로 재생 치료를 선택하고 자신의 신체에 귀 기울이는 사람만이 '젊은 노인'으로 살아갈 수 있다.

줄기세포 치료는 다시 걷고, 다시 웃고, 다시 삶을 활기차게 살아갈 수 있게 만드는, 젊은 노인의학의 실질적 해답이 될 수 있다.

30
허벅지가 남의 살처럼 느껴질 때
대퇴 이상 감각 증후군

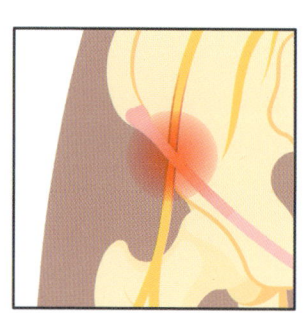
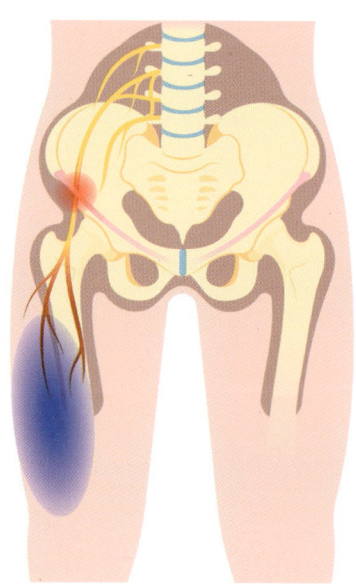

감각 이상, 노년기 삶의 질을 위협하는 조용한 경고

어느 날 자고 일어났는데 허벅지 앞쪽이나 바깥쪽이 마치 남의 살처럼 둔하고 저릿저릿한 느낌이 든다면 당황스러울 수밖에 없다. 이런 증상은 '대퇴 이상 감각 증후군'이라고 불리며, 허벅지 바깥쪽 감각을 담당하는 신경이 골반 부위에서 눌려 발생하는 질환이다. 특히 노인에게서 더 쉽게 나타날 수 있으며, 신체의 퇴행성 변화와 깊은 연관이 있다.

노인에게 더 취약한 이유

대퇴 이상 감각 증후군은 흔한 질환은 아니지만, 노인에게는 비교적 높은 확률로 발생한다. 노화로 인해 골반 주위 조직이 위축되거나 신경을 압박하는 구조가 만들어지기 때문이다. 여기에 비만, 당뇨병과 같은 대사성 질환이 겹치면 발생 가능성은 더욱 높아진다. 노인의 경우 근육량이 감소하고 유연성이 떨어져 오랜 시간 같은 자세를 유지하거나, 앉아 있거나 누워 있는 동안 신경을 쉽게 압박하게 된다.

신경이 눌리는 네 가지 주요 원인

첫째, 비만이다. 허벅지 주변의 지방이 많아질수록 장골 앞쪽을 지나는 신경에 물리적인 압박이 가해진다. 특히 복부와 골반 주위 지방이 많은 노인의 경우 장기적인 신경 압박이 지속될 수 있다.

둘째, 대사성 질환이다. 당뇨병이나 고지혈증은 신경에 혈류를 충분히 공급하지 못하게 하여 감각 이상을 유발할 수 있다. 특히 당뇨병성 말초신경염이 있는 노인의 경우 증상이 악화되기 쉽다.

셋째, 한 자세를 오래 유지하는 습관이다. 근력이 약한 노인일수록 같은 자세로 앉아 있거나 잠을 자는 경우가 많아 신경이 눌리는 환경이 쉽게 조성된다. 음주 후 깊은 수면에 빠지는 것도 원인이 된다.

넷째, 압박성 외상이다. 꽉 끼는 옷이나 복대를 오랜 시간 착용하거나, 좁은 좌석에 오랫동안 앉아 있을 경우에도 신경이 손상될 수 있다.

삶의 질 저하뿐 아니라 정신적 활력도 떨어뜨린다

대퇴 이상 감각 증후군이 노인에게 더욱 심각한 이유는 단순히 감각이 둔해지는 데 그치지 않는다는 것이다. 이 질환은 일상생활의 질을 떨어뜨릴 뿐 아니라 정신적 활력에도 직접적인 영향을 미친다. 감각 이상이 반복되면 보행 불편, 자세 불균형, 낙상 위험 등의 물리적 문제뿐 아니라, 그로 인해 생기는 심리적 불안, 자신감 저하, 외출 기피, 수면 장애 같은 정신적 침체가 동반되기 쉽다.

이러한 증상은 결국 무기력과 의욕 저하로 이어지고, 이는 다시 신체 활동 감소와 함께 전신 건강을 악화시키는 악순환을 만든다. 정신과 신체의 선순환이 깨지면 삶의 활력을 잃게 되고, HEMR 모델의 핵심 중 하나인 M(Mental Well-being, 정신적 활력)이 약해지게 된다.

예방은 생활 속 습관에서부터

대퇴 이상 감각 증후군은 원인을 인식하면 예방할 수 있는 여지가 많다. 특히 노인은 아래와 같은 생활 습관을 실천함으로써 질환 예방은 물론 정신적 안정까지 도모할 수 있다.

첫째, 적절한 체중 유지다. 체중이 증가할수록 신경 압박 가능성도 커지므로 식단 조절과 규칙적인 운동이 중요하다. 가벼운 걷기나 자전거 타기 등은 관절에 부담을 주지 않으면서도 대사 기능과 정신 활력을 높일 수 있다.

둘째, 편안한 복장이다. 골반과 허벅지를 압박하는 옷이나 벨트는 피해야 하며, 특히 장시간 착용하는 의류는 신경을 누르지 않는 형태여야 한다.

셋째, 자세의 다양화다. 한 자세로 1시간 이상 앉아 있다면 반드시 일어나 스트레칭을 하거나 자세를 바꿔야 한다. 이 간단한 습관 하나로 신경 압박뿐 아니라 기분 전환 효과까지 기대할 수 있다.

넷째, 기저 질환의 철저한 관리다. 당뇨병이나 고지혈증 등 신경에 영향을 줄 수 있는 질환은 정기적으로 검진하고, 약물 조절을 정확히 시행해야 한다.

치료의 핵심은 불안감 해소와 정신적 안정을 함께 이루는 것

치료는 대개 원인을 제거하는 것에서 시작된다. 체중을 줄이고, 압박을 유발하는 자세나 복장을 바꾸며, 신경 비타민(B군) 복용, 저린 감각 완화를 위한 약물 사용, 가벼운 물리치료 등이 도움이 된다. 때로는 소량의 스테로이드나 진통제를 병행하며 증상 조절이 가능하다. 다만 증상이 지속된다면 초음파, MRI 등을 통해 정확한 원인을 확인해야 한다.

무엇보다 중요한 것은 증상 자체보다 그로 인해 생기는 불안감이다. '다리가 남의 살처럼 느껴지는' 그 낯선 감각은 노화에 대한 공포, 무기력감, 우울감으로 연결되기 쉽다. 이럴 때일수록 의료진의 설명과 정서적 지지가 반드시 병행되어야 하며, 환자 스스로도 감정적인 동요를 줄이기 위한 노력이 필요하다.

감각 이상은 몸의 문제만이 아니다.
그것은 곧 마음의 균형을 흔드는 작은 균열이기도 하다.

정신적 활력을 유지하는 핵심은 바로 이런 미세한 신체의 변화들을 민감하게 감지하고, 조기에 대응하는 데서부터 출발한다. 신체적 증상이 곧바로 정서적 위축으로 이어지는 노년기 특성상, M 항목의 지수를 지키기 위한 핵심 실천은 '불안 요소를 줄이는 생활 습관과 정서적 안정'이다.

지금 느끼는 작은 이상 감각이 오히려 정신적 활력을 지켜낼 수 있는 시작점이 될 수 있다.

31

젊은 노인의 무릎 건강 체크 리스트

무릎 건강 자가 진단 체크리스트

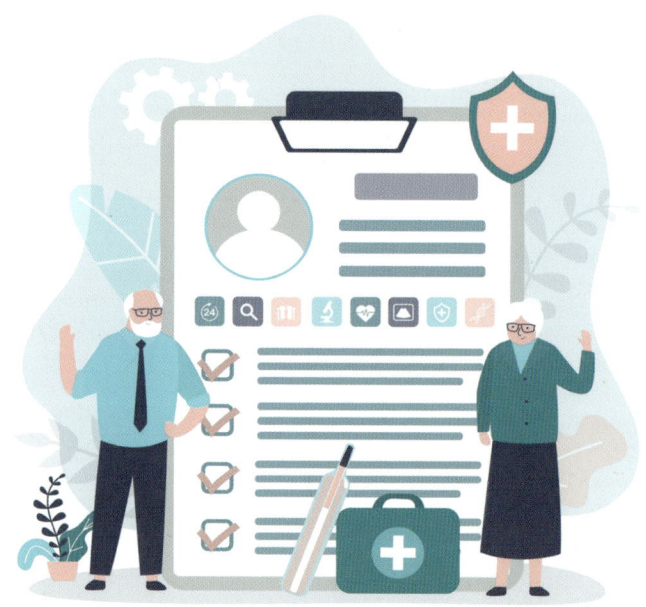

신체의 자가 진단, 마음의 활력을 지키는 첫걸음

우리는 나이가 들수록 삶의 질을 결정짓는 가장 중요한 요소 중 하나가 '무릎'이라는 사실을 자주 간과한다. 노년을 맞이하면서도 여전히 활기차게 살아가고 싶은 마음은 누구에게나 있다. 얼굴의 주름은 감출 수 있어도 무릎의 건강은 거짓말을 하지 않는다. 무릎이 아프고 약해지는 순간, 외출은 줄어들고, 활동은 위축되며, 삶은 점점 방 안으로 좁혀진다.

무릎이 건강해야 마음이 편안하다.
움직임이 자신감을 만들고, 자신감이 정신적 활력을 만든다.

건강한 무릎이란 어떤 상태일까? 구조적으로 안정되어 있고, 관절 사이의 연골과 인대가 잘 작동하며, 일상생활 속에서 통증 없이 자연스러운 움직임이 가능한 상태다. 이런 무릎을 유지하기 위한 첫걸음은, 자신의 상태를 스스로 점검하는 것이다. 이는 단지 신체적 체크가 아니라, 일상을 안정시키고 마음의 활력을 유지하는 데 중요한 정신적 자기 돌봄이기도 하다.

무릎 건강 자가 진단 체크리스트

첫째, 통증 없이 서 있고 걸을 수 있는가?

걷거나 설 때 특별한 사고 없이 통증이 있다면, 체중을 줄이고 하체 근육을 강화하는 것이 필요하다. 허벅지 근육은 무릎의 부담을 줄여준다. 저강도 운동부터 시작해 꾸준히 강화시켜야 한다.

둘째, 관절 운동이 원활한가?

양반다리, 무릎 굽히기, 다리 펴기 같은 기본 동작이 자연스러운가? 만약 움직임이 뻣뻣하거나 불편하다면 매일 스트레칭을 통해 유연성을 회복하는 것이 중요하다.

셋째, 양쪽 무릎의 균형이 잘 잡혀 있는가?

한쪽만 붓거나 비대칭이라면 균형이 무너졌을 수 있다. 냉찜질과 휴식으로 회복이 안 된다면 전문의의 진단을 받아야 한다.

넷째, 일상생활 중 절뚝거림이나 통증은 없는가?

절뚝거리거나 갑작스러운 통증이 있다면 보호대 사용과 휴식을 먼저 고려하고, 지속될 경우 병원을 찾아야 한다. 방치하면 통증이 만성화되며 활동

범위가 줄어들게 된다.

다섯째, 계단이나 언덕을 오를 때 무릎이 불편한가?

불편함이 있다면 평지 걷기를 우선시하고, 슬개골에 부담을 주는 런지나 스쿼트는 피해야 한다. 필요시 보조 기구도 활용해야 한다.

여섯째, 양쪽 발목을 붙였을 때 무릎 사이가 2.5cm 이하인가?

그 이상이라면 오다리일 가능성이 있으며, 이는 근력만으로 해결되지 않기에 정형외과적 진단이 필요하다.

일곱째, 무릎을 붙였을 때 발목이 2.5cm 이상 벌어지지 않는가?

벌어진다면 엑스다리일 가능성이 있다. 이는 무릎뿐 아니라 발과 전체 하체의 구조에 영향을 준다. 스트레칭과 근력 조절로 조기 관리가 필요하다.

여덟째, 과거에 무릎을 다친 적이 있는가? 수술을 한 경험이 있는가?

과거 손상은 시간이 지나 퇴행성 변화를 촉진시킬 수 있다. 정기적인 검진과 맞춤형 재활 운동이 필요하다.

정신적 활력을 지키는 무릎 건강 관리의 의미

이 체크리스트는 단순히 무릎의 구조적 문제를 점검하기 위한 도구가 아니다. 스스로의 신체 상태를 인식하고 점검하는 행위는 자기 돌봄(self-care)의 시작이며, 노년기 정신적 활력 유지에 결정적이다.

무릎이 아프면 걷지 않게 되고, 걷지 않으면 세상과 거리를 두게 되며, 사람과의 만남과 일상의 활동은 줄어든다. 결국 이 모든 변화는 무기력감, 외로움, 우울감이라는 감정의 사슬로 이어지게 된다. 반대로, 무릎을 점검하고 관리해 일상 속 활동을 유지할 수 있다면, 자기 효능감과 정서적 안정은 훨씬 더 오래 지속된다.

M 항목, Mental Well-being의 핵심은 '움직임과 마음의 연결'이다.

　적극적인 신체 관리가 곧 정신적 활력을 만드는 시대에 우리는 살고 있다. 작은 무릎의 통증 하나를 방치하지 않고 들여다보는 그 순간부터, 정신 건강의 첫 단추가 끼워진다.

　이제 거울을 보듯, 내 무릎을 바라보자. 몸의 상태를 들여다보는 그 마음이 곧, 나를 지키는 정신적 에너지가 된다.

32

줄기세포의 상대성 원리, 젊음의 비밀
줄기세포가 노화 속도를 늦출 수 있을까

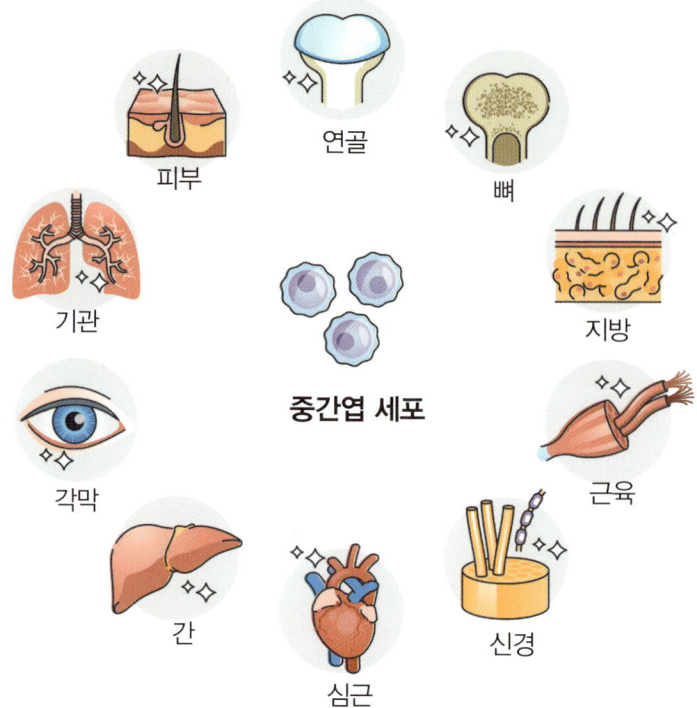

우리는 모두 같은 나이로 늙지 않는다

어느 날 오랜만에 만난 친구가 나보다 훨씬 더 늙어 보인다면 어떤 기분일까? 우리는 모두 나이가 들지만, 서로 다른 속도로 늙어간다. 만약 친구가 10년 늙은 반면 나는 5년밖에 늙지 않았다면, 나는 상대적으로 젊어 보일 것이다. 이 차이를 설명할 수 있는 중요한 요소 중 하나가 바로 우리 몸속의 줄기세포다. 줄기세포는 단순히 '어떤 세포로도 변할 수 있는 가능성을 가진 세포'에 그치지 않는다. 줄기세포는 우리 몸에서 생명 유지와 젊음, 재생을 결정짓는 핵심적인 역할을 한다. 이번 칼럼에서는 이 '상대적 젊음의 원리'에 대해 이야기해 보고자 한다.

우리 몸은 매일 새롭게 태어난다

우리는 흔히 노화란, 나이가 들면서 몸이 점점 약해지는 자연스러운 현상이라고 생각한다. 그러나 실제로 우리 몸은 매 순간 스스로를 재생하며, 이 과정에서 줄기세포는 핵심적인 역할을 한다. 우리 몸에는 약 100조 개의 세포가 있는데, 이들은 처음부터 죽을 때까지 그대로 유지되는 것이 아니라, 병들고 손상된 세포가 줄기세포에 의해 계속해서 새롭게 대체된다. 말 그대로 우리 몸은 매일 새롭게 태어나는 셈이다.

가장 강력한 줄기세포, 골수에 있다

줄기세포는 온몸에 퍼져 있지만, 골수는 그중에서도 가장 많은 줄기세포가 존재하는 부위다. 골수의 줄기세포들은 미분화 상태에 가까운 세포로, 우리가 태어날 때부터 숨이 멈출 때까지 단 한 순간도 쉬지 않고 새로운 세포들을 만들어낸다. 이 줄기세포들이 없다면 생명 자체가 유지되지 못했을 것이다.

줄기세포는 환경에 따라 달라진다

줄기세포는 미분화 상태일수록 더 뛰어난 능력을 발휘한다. 미분화 상태란, 아직 어떤 세포로 자랄지 결정되지 않은 상태를 의미하는데, 이는 고등

학생이 진로를 정하지 않고 문·이과 선택을 기다리는 것과 비슷하다. 이처럼 미분화 줄기세포는 주변 환경에 따라 다양한 세포로 변화할 수 있다. 실제로 줄기세포 연구 30년 동안 많은 환자들을 관찰한 결과, 줄기세포의 수와 능력은 단순한 나이보다 환경과 생활 습관, 심리적 안정 상태에 더 큰 영향을 받는다는 것을 알 수 있었다. 오히려 스트레스가 많고 수면과 식사가 불규칙한 젊은이들보다, 건강하게 일상을 관리하는 60~70대 노인에게서 더 활발한 줄기세포 활동이 관찰되기도 했다.

줄기세포의 세 가지 핵심 능력

줄기세포는 세 가지 중요한 능력을 가지고 있다.
첫째, **자기 복제 능력**. 스스로를 복제해 수를 늘릴 수 있다.
둘째, **다분화 능력**. 다양한 세포로 변신할 수 있는 능력이다.
셋째, **호밍 효과**. 손상된 부위로 이동해 치료하는 능력이다.
이 호밍 효과 덕분에 줄기세포는 우리 몸속 '내부 의사' 역할을 한다. 어떤 문제가 생기면 병원에 가는 것보다 먼저 우리 몸이 스스로 해결을 시도하는 것이다.

노화 속도를 늦추는 진짜 비결

줄기세포는 항노화 작용에도 중요한 역할을 한다. 특히 골수 줄기세포는 조혈 작용, 면역력 강화, 신생 혈관 생성 등 생명 유지의 핵심 기능을 담당하며, 사이토카인과 성장 인자 분비를 통해 노화의 속도를 늦추는 데 기여한다. 허혈성 질환과 같은 질환에서도 줄기세포가 손상 부위로 이동해 회복을 돕는 사례는 수없이 많다.

줄기세포는 외부 환경에 반응한다

줄기세포가 이렇게 강력한 능력을 발휘할 수 있는 핵심은 '외부 환경에 대한 적응력'이다. 특히 미분화 상태일수록 이 적응 능력은 탁월하다. 예를 들어 쌍둥이도 전혀 다른 환경에서 자라면 서로 다른 인생을 살아가듯, 줄기세포도 주변의 환경 조건에 따라 다르게 자라나게 된다. 나이가 들수록 새로운 환경에 적응하기 어려운 것처럼, 줄기세포도 분화가 진행될수록 특정 세포로만 변할 수 있게 된다. 그래서 가능한 미분화 상태, 즉 '어린' 상태의 줄기세포가 건강하게 유지되는 것이 중요하다.

줄기세포가 잘 활동하는 조건을 만들어야 한다

줄기세포의 능력을 최대로 끌어올리기 위해서는 환경을 조성하는 것이 중요하다. 그 조건은 네 가지다.

첫째, 적절한 영양 섭취.
둘째, 스트레스 최소화.
셋째, 충분한 수면과 회복.
넷째, 지속적인 움직임과 활동이다.

이 네 가지는 단순히 몸의 건강을 위한 것이 아니라, 줄기세포가 젊음을 유지하게 만드는 열쇠와 같다.

줄기세포는 젊은 노인의 '정신적 활력'을 지키는 힘이다

줄기세포는 단순히 육체적 재생을 넘어서, 젊은 노인에게 반드시 필요한 정신적 활력(Mental Well-being)과 밀접하게 연결되어 있다. 줄기세포가 활발하게 활동하는 환경은 곧 삶의 태도와 밀접한 관계를 가진다. 스트레스를 줄이고, 긍정적인 감정을 유지하며, 일상을 건강하게 설계하는 사람일수록 줄기세포도 활발해진다. 반대로, 만성 스트레스와 불안, 무기력한 감정은 줄기세포 활동을 억제하고, 노화를 앞당긴다. 결국 줄기세포의 활동은 '몸'만의 문제가 아니라, '마음'의 상태와 직결된다.

줄기세포가 잘 살아 움직이는 사람은, 몸만이 아니라 마음도 젊고 활력 있다. 이 원리는 HEMR 방정식의 M, 즉 정신적 활력과 정확히 연결된다. 줄기세포는 감정과 의지, 삶의 태도에 반응하며 작동하는, 살아 있는 존재다. 따라서 줄기세포를 돌보는 일은 곧 자기 마음을 돌보는 일이며, 젊은 노인으로 살아가기 위한 내면의 근육을 단련하는 일이다.

노화의 속도를 늦추고 싶다면, 줄기세포가 가장 잘 일할 수 있도록 나의 신체, 나의 감정, 나의 생활 태도를 가꾸어야 한다. 이것이 바로 줄기세포의 상대성 원리를 실천으로 연결하고, 진짜 젊음을 지켜내는 길이다.

줄기세포, 항노화의 새로운 패러다임 될 수도
줄기세포와 노화 지연의 가능

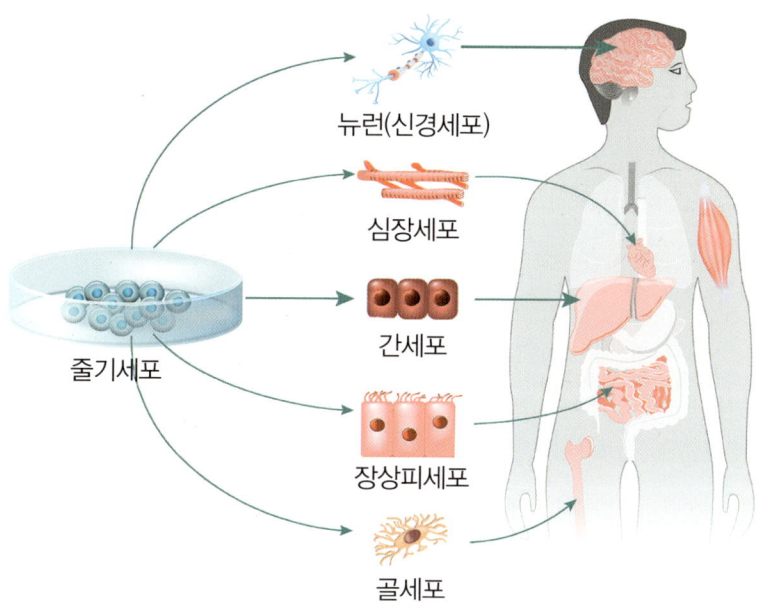

줄기세포 치료 가능 부위

노화는 피할 수 없지만, 늦출 수는 있다

인간은 누구나 늙는다. 그러나 모든 사람이 같은 속도로 늙는 것은 아니다. 노화가 단순히 시간의 흐름만을 반영하는 것이 아니라는 점에서, 그 속도를 늦출 방법에 대한 의문이 제기된다. 바로 이 지점에서 줄기세포가 등장한다. 줄기세포는 노화의 속도를 지연시키는 강력한 도구로, 항노화 치료의 새로운 패러다임을 제시할 가능성이 크다.

세포의 평균 연령을 낮추는 비밀

줄기세포는 우리 몸 곳곳에 분포하며, 손상된 조직을 회복하고 새로운 세포를 만들어내는 역할을 한다. 이 과정에서 중요한 점은 줄기세포가 스스로 나이를 먹지 않는다는 사실이다. 실제로 골수 내 줄기세포는 어린아이와 유사한 미분화 상태를 유지하며, 이를 이용해 노화된 세포들을 대체할 수 있다. 노화는 세포들이 점차 기능을 잃어가는 과정이지만, 그 속도를 늦추는 것은 가능하다. 예를 들어 노화된 세포 옆에 젊은 줄기세포가 자리하면, 전체 세포의 평균 연령을 낮출 수 있다. 이는 마치 70세의 노인들로 가득한 운동장에 20~30대의 젊은이들을 절반 이상 채워 넣어 평균 연령을 낮추는 것과 비슷한 이치다.

골수 줄기세포는 '어린 세포'다

줄기세포 중에서도 골수에서 유래된 줄기세포들은 가장 어린 상태를 유지한다. 다른 조직의 줄기세포들이 20살쯤 된 청년이라면, 골수 줄기세포는 5~10살 정도의 미성숙 세포에 해당한다. 특히 골수 안에는 혈액을 생성하는 조혈모 줄기세포와, 이들을 최적화된 상태로 돕는 중간엽 줄기세포들이 공존하며, 이들이 미분화 상태로 존재할 때 가장 강력한 항노화 효과를 발휘할 수 있다. 이러한 어린 세포들이 혈관에 주입되면, 우리 몸의 전체 세포 구성 평균 연령을 낮추어 신체 기능 전반의 젊음을 유지하는 데 기여한다.

생리적 시간이 천천히 흐른다

이 원리는 아인슈타인의 상대성 이론처럼 느껴지기도 한다. 줄기세포가 활성화된 사람은 그렇지 않은 사람보다 생리적 시간이 더 천천히 흐르게 된다. 같은 나이의 두 사람을 비교했을 때, 줄기세포 치료를 받은 사람의 몸은 더 적은 시간 동안 손상을 입었고, 결과적으로 외관과 기능에서 더 젊어 보이게 된다.

피부는 가장 먼저 반응하는 부위다

줄기세포의 항노화 효과는 피부에서 가장 먼저 드러난다. 나이가 들면 피부가 얇아지고 탄력을 잃는데, 줄기세포가 공급되면 진피와 피하지방층이 회복되며, 외관상 젊음을 유지하는 데 도움을 준다. 이는 기존의 노화 방지 시술과 동일한 결과를 지향하지만, 보다 근본적인 해결책으로 작용한다.

몸 전체가 젊어지는 기전

줄기세포의 작용은 피부에 국한되지 않는다. 근육, 관절, 심지어 장기들도 줄기세포의 영향을 받아 젊음을 유지할 수 있다. 특히 골수에서 생성된 줄기세포는 자가 복제 기능을 갖고 있어, 사용된 줄기세포가 다시 복제된다. 이는 90%의 세포로 유지되던 몸에 줄기세포를 추가해 100% 상태로 되돌리고, 빠져나간 10%의 젊은 세포들이 다시 생성되어 전체의 균형을 회복하는 것과 같다.

줄기세포는 텔로미어와 산화 스트레스에 작용한다

줄기세포의 항노화 효과는 생물학적으로도 설명이 가능하다. 줄기세포는 염색체 끝을 보호하는 텔로미어를 연장시키는 기능이 있다. 텔로미어는 세포가 분열할 때마다 짧아지며, 이 현상이 세포 노화의 중요한 원인 중 하나가 된다. 줄기세포는 이 텔로미어의 짧아짐을 늦추거나 되돌릴 가능성을 갖고 있다. 또한 줄기세포는 산화 스트레스를 줄이는 역할도 한다. 활성산소로 인한 세포 손상을 줄여주고, 에너지 대사를 개선해 세포 기능을 최적화한다.

근본을 바꾸는 치료로서의 줄기세포

기존의 노화 방지 치료들이 증상 완화에 머물렀다면, 줄기세포는 원인 자체를 해결하는 데 집중한다. 손상된 세포를 직접 대체하고, 새로운 세포를 생성함으로써 노화 속도를 실질적으로 늦출 수 있다. 또한 자가 복제 기능 덕분에 지속적인 세포 공급이 가능해, 장기적인 항노화 효과도 기대할 수 있다.

줄기세포가 잘 자라는 환경 만들기

줄기세포가 최적의 기능을 발휘하려면 환경이 뒷받침되어야 한다. 그 핵심은 영양 상태, 스트레스 관리, 수면, 운동이다. 특히 스트레스는 줄기세포의 재생 능력을 억제하고 염증 반응을 증가시켜 기능 저하를 초래한다. 반면 규칙적인 수면과 균형 잡힌 식사, 적절한 운동은 줄기세포에 활발한 작용이 가능한 환경을 제공한다.

줄기세포의 건강이 곧 정신적 활력이다

줄기세포는 단순히 생리적 기능을 넘어서, "정신적 활력(Mental Well-being)"과도 깊이 연결되어 있다. 줄기세포는 감정, 스트레스, 정서적 안정 상태에 민감하게 반응한다. 지속적인 스트레스는 줄기세포의 활동을 억제하고, 활력을 떨어뜨리며, 결국 신체 노화를 앞당긴다. 반면 심리적으로 안정되고 삶에 대한 태도가 긍정적인 사람일수록 줄기세포의 기능이 더 잘 유지된다.

  줄기세포는 단순한 세포가 아니라, 나의 마음가짐과 생활 태도, 정신적 활력의 상태를 반영하는 '거울'이다. 젊은 노인으로 살아가기 위해서는 줄기세포를 최상의 상태로 유지해야 하며, 이는 곧 정신적 활력, 즉 M 항목의 핵심과 맞닿아 있다. 줄기세포를 지키는 것은 곧 내 몸을, 나아가 내 삶을 지키는 일이다.

34

노화, 피할 수 없는 운명, 늦출 수 있는 선택
노화, 늦출 수 있는 전략

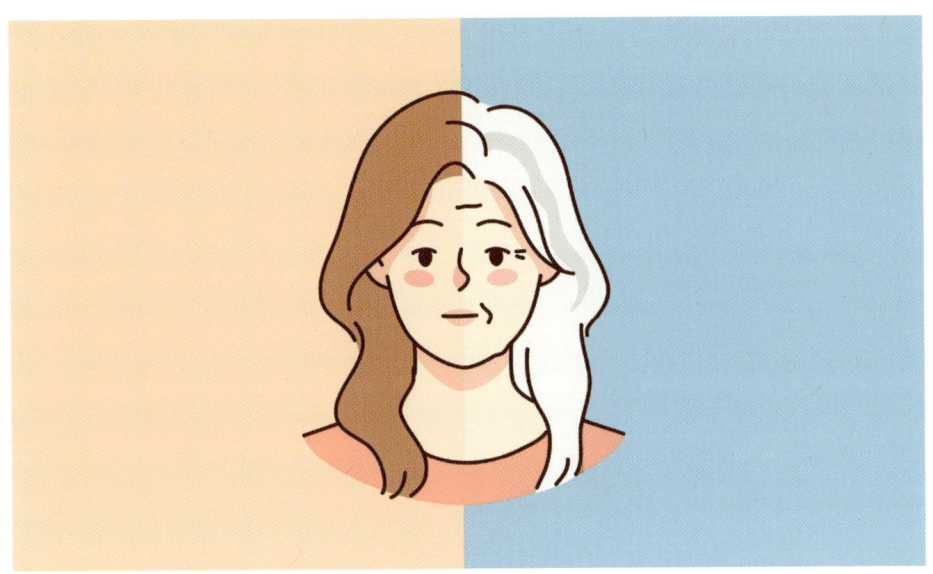

노화를 '질병'으로 바라보기 시작했다

인간은 늙는다. 그러나 과학이 발전함에 따라 노화는 단순한 자연의 법칙, 즉 피할 수 없는 운명이라기보다는 하나의 '질병'으로 인식되고 있다. 노화를 질병으로 본다는 것은 그것을 치료하거나 적어도 늦출 수 있다는 가능성을 열어준다. 특히 의학적 입장에서는 신체의 근골격계 기능이 노화와 밀접한 관련이 있기에, 이를 관리하고 개선하는 것이 더욱 중요하다.

세포 수준에서 접근하면 노화는 다르게 보인다

노화를 질병으로 보는 관점은 세포 생물학, 유전학, 생화학 등의 연구를 통해 뒷받침된다. 세포는 일정한 횟수만큼 분열할 수 있는 능력이 있으며, 이를 헤이플릭 한계라고 부른다. 이 과정에서 텔로미어라는 DNA 말단 구조가 짧아지면서 세포는 더 이상 분열하지 못하고 기능을 잃게 된다. 이는 노화의 대표적인 메커니즘 중 하나다. 또한, 산화 스트레스에 의해 활성산소가 세포를 손상시키고, 세포 내 에너지를 생산하는 미토콘드리아 기능이 저하되면서 노화가 가속화된다. 이런 생리적 변화를 통해 노화를 단순한 자연 현상으로 볼 것이 아니라, 개입 가능성이 있는 질병으로 인식할 수 있다.

정형외과적 시선에서 바라본 노화 지연

의학적으로 본다면, 노화를 지연시키기 위한 치료적 접근이 가능하다는 것이 핵심이다. 정형외과에서도 이러한 관점은 매우 중요하다. 나이가 들면서 나타나는 골밀도 감소, 관절의 퇴행성 변화, 근육량 감소 등은 단순한 나이의 문제가 아니라 개선할 수 있는 상태이다. 이를 효과적으로 관리하면 '젊은 노인'으로 더 오랜 기간을 건강하게 보낼 수 있다. 의사로서 근골격계 노화를 지연시키는 것이 곧 전신의 건강을 유지하는 중요한 관문이 된다는 사실을 강조하고 싶다.

근육량 유지가 곧 낙상 예방이다

첫째는 근력 유지와 근육량 감소를 방지하는 것이다. 노화로 인해 근육량이 감소하는 근감소증은 노인의 신체적 기능 저하의 주요 원인 중 하나다. 이는 단순히 체력이 떨어지는 문제가 아니라, 낙상 위험을 높이고 전반적인 삶의 질을 저하시키는 중요한 요소다. 근감소증을 예방하고 지연시키기 위해서는 저항 운동이 필수적이다. 특히 근육이 뼈에 미치는 기계적 자극은 뼈를 강화하고 골밀도를 유지시키는 데 중요한 역할을 한다. 이는 정형외과적 관점에서 매우 중요한 점이다. 근육을 단련시키는 운동은 척추, 고관절, 무릎 등 주요 관절을 보호하는 데 기여하며, 이는 노화로 인한 관절 통증과 퇴행성 질환을 예방하는 핵심이다.

관절 관리는 선택이 아닌 필수다

둘째는 관절의 건강 관리이다. 관절은 노화와 함께 퇴행성 변화를 겪으며 골관절염과 같은 문제를 일으킨다. 하지만 이 역시 미리 관리하면 진행을 늦출 수 있다. 정형외과에서는 체중 관리가 중요한 예방책으로 강조된다. 체중이 증가하면 무릎, 고관절, 척추 등에 가해지는 부담이 커지며, 이는 관절의 빠른 퇴행을 유발한다. 또한 적절한 관절 운동을 통해 관절 연골을 자극하는 것도 중요하다. 연골은 혈관이 없기 때문에 직접적인 영양 공급이 어렵다. 하지만 규칙적인 운동은 관절 내 활액 순환을 촉진하고, 연골에 필요한 영양소를 공급하는 역할을 한다.

골다공증 예방은 노년기 전략이다

셋째는 골다공증을 예방하는 것이다. 노화로 인한 골밀도 감소는 골다공증으로 이어질 수 있으며, 이는 뼈의 약화와 함께 골절 위험을 증가시킨다. 특히 고관절 골절은 노년기에 커다란 문제로 발전할 수 있으며, 이는 심각한 후유증을 초래할 수 있다. 이를 예방하기 위해 칼슘과 비타민 D 섭취가 중요하며, 규칙적인 체중 부하 운동을 통해 골밀도를 유지해야 한다. 또한 여성의 경우 폐경 후 골밀도 감소가 가속화되므로 정기적인 골밀도 검사를 통해 조기 진단하고, 필요시 약물 치료를 병행하는 것이 중요하다.

노화 지연의 새로운 해법, 줄기세포

그렇다면 노화를 지연시키는 앞으로의 대안은 어디에서 나올까? 그 접근은 줄기세포와 같은 재생의학적 접근에서 이뤄지리라 확신한다. 관절염 환자나 연골 손상 환자들에게 줄기세포를 이용한 치료가 가능해졌으며, 이는 기존의 수술적 치료보다 적은 부작용과 더 빠른 회복을 기대할 수 있게 한다. 줄기세포는 단순히 손상된 부위를 치유하는 것뿐만 아니라, 손상 자체를 줄여 노화로 인한 문제를 지연시킬 수 있는 잠재력이 있다. 우리나라의 경우만 해도 2020년 이후 적지 않은 첨단 재생의료 임상 연구들이 활발하게 시도되고 있으며, 머지않아 인체 유래 줄기세포를 통해 수많은 희귀성 및 난치성 질환들이 정복될 것이라고 믿는다. 노화를 완전히 정복하지는 못하겠지만, 적어도 노화를 지연시키거나 더 이상 악화되지 않는 정도의 발전은 충분히 기대할 수 있다.

수술도 노화를 늦추는 선택이 될 수 있다

이 외에도 필요에 따라 수술적 치료도 노화 지연의 중요한 도구가 될 수 있다. 고관절, 무릎관절의 인공관절 치환술은 심한 관절염으로 인해 활동성이 제한된 환자들에게 새로운 삶의 질을 제공할 수 있다. 수술 후 재활 운동과 체계적인 관리가 뒷받침되면 환자는 다시 활동적인 생활을 할 수 있으며, 이는 건강한 노화를 도모하는 핵심 요소다.

노화를 관리하는 사람은 정신도 젊어진다

노화를 질병으로 본다는 것은 단순히 나이가 듦을 숙명으로 받아들이지 않고, 이를 개선하고 관리할 수 있는 가능성을 여는 것이다. 특히, 근골격계의 기능을 유지하고 향상시키는 것은 전반적인 노화 지연에 결정적인 역할을 한다. 이 과정에서 중요한 것은 정신적 활력(Mental Well-being)의 상태다. 삶에 대한 태도, 건강에 대한 주도적 의식, 긍정적 정서, 회복 탄력성이 줄기세포 활성은 물론 운동 지속력과 회복력, 면역 기능까지 영향을 미친다.

정신적 활력은 단순한 심리 상태가 아니라, 줄기세포 기능과 신체 노화 속도에 직접적인 영향을 주는 생물학적 실체다. 그러므로 노화를 늦추고 싶다면 신체를 움직이는 것만큼, 마음을 움직이고 가꾸는 노력이 병행되어야 한다. 이것이 바로 M 항목이 HEMR 전체에서 중심축이 되는 이유다. 정신적 활력이 살아 있는 사람만이, 줄기세포가 잘 작동하는 몸을 만들고 유지할 수 있기 때문이다.

35
젊은 노인, 적절한 체중과 무릎의 바른 정렬
체중과 관절의 관계

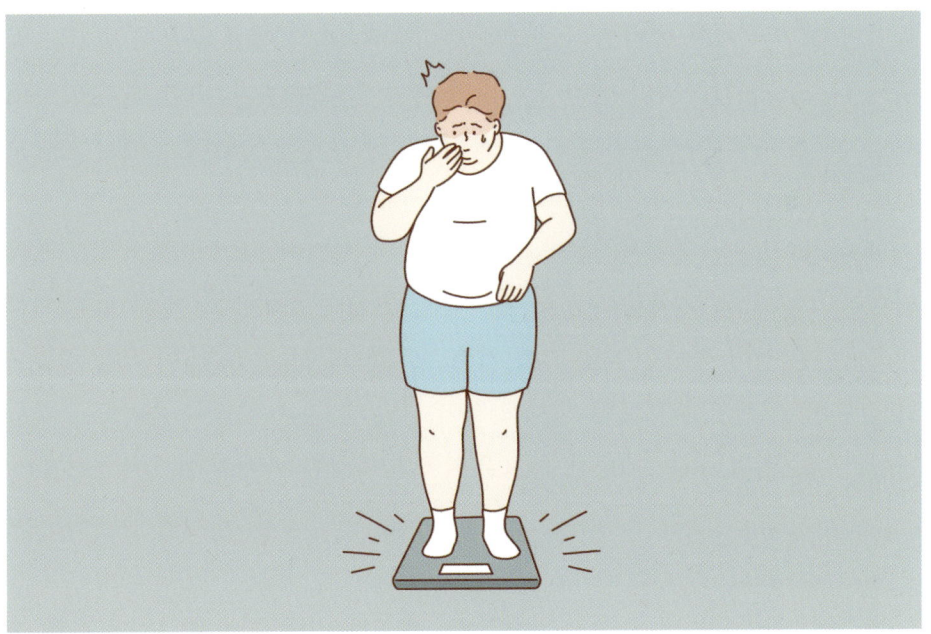

체중과 관절염, 단순한 숫자의 문제가 아니다

관절염의 원인으로 흔히 과체중, 비만을 꼽는다. 이는 비만이나 과체중이 관절에 가해지는 부담을 증가시키고, 특히 무릎 관절염의 주요 원인으로 작용할 수 있다는 점에서 타당한 설명이다. 하지만 현실을 들여다보면, 체중이 가벼운 사람들, 심지어 마른 사람들 중에서도 관절염 환자가 많다는 사실을 알 수 있다. 그렇다면 체중과 관절염에는 어떤 상관관계가 있을까?

줄어든 키가 곧 체중 조절 기준의 변화는 아니다

먼저 체중은 관절 건강에 중요한 요소임이 틀림없다. 진료 현장에서 환자들에게 꼭 묻는 질문 중 하나는, 젊었을 때의 키와 현재 체중이다. 나이가 들면서 대부분 키가 줄어드는 경향을 보이는데, 이는 대개 무릎이 휘거나 척추의 디스크가 압박되어 척추 길이가 줄어들기 때문이다. 또한 허리와 등이 휘면서도 키가 작아지기도 한다. 중요한 사실은, 키가 줄었다고 해서 체중도 함께 줄어드는 것이 아니라는 점이다.

예를 들어보자. 젊었을 때 키가 162cm였던 사람이 나이가 들어 157cm가 되었다고 해서, 적정 체중이 52kg에서 47kg으로 감소하는 것이 아니다. 의학적으로는 여전히 젊었을 때의 키를 기준으로 한 체중, 즉 52kg이 적정 체중으로 간주된다. 키가 줄었다고 해서 관절이 견딜 수 있는 체중이 줄어드는 것이 아니기 때문이다. 이는 체중과 관절염 사이의 복잡한 관계를 잘 설명해 준다.

비만과 관절염의 기준이 달라졌다

과거에는 비만 인구가 적었기 때문에, 관절에 가해지는 체중으로 인한 문제가 크게 부각되지 않았다. 그러나 최근에는 과체중이 일상적인 문제가 되면서 관절염 발병률이 높아지고 있다. 현재 일반적으로 '적정 체중'이라고 하는 기준은 과거와 달리, 키에서 110을 빼는 것이 아니라 100 정도를 빼는 것으로 바뀌었다. 이로 인해 많은 사람들이 적정 체중이라고 생각하던 체중 범위 내에서도 사실상 과체중에 속하게 된다. 따라서, 마른 체격임에도 관절염에 걸렸다고 주장하는 사람들도 사실은 과거의 기준으로 보면 과체중에 해당할 가능성이 높다. 이는 체중이 적은데도 관절염이 발생하는 이유를 설명하는 중요한 단서다.

무릎 정렬의 중요성, 단순한 체중보다 더 결정적

또한 무릎 관절이 받는 하중의 부담은 단순히 체중에만 의존하지 않는다. 무릎 관절이 받는 부담은 다리의 모양, 특히 무릎의 축이 바르게 정렬되어 있는지에 따라 크게 달라진다. 예를 들어, 다리가 곧다면 체중은 무릎 안쪽과 바깥쪽에 균등하게 분포된다. 하지만 무릎 축이 5도만 틀어져도 해당 쪽에 가해지는 부담은 반대쪽보다 두 배 이상 증가한다. 즉, 체중이 늘지 않더라도 다리의 정렬이 틀어지면 무릎 한쪽에 가해지는 압력이 기하급수적으로 늘어나게 되는 것이다.

체중이 적더라도 관절염에 걸리는 것은 바로 이 때문이다. 무릎이 오다리로 휘어진 경우, 체중이 집중되고, 그로 인해 무릎 안쪽은 마치 나보다 훨씬 무거운 체중을 지탱해야 하는 것과 같은 압박을 받게 된다. 쉽게 말해, 무릎의 안쪽은 마치 내 체중만큼의 무게를 추가로 업고 다니는 것과 같다는 의미다. 무릎의 바깥쪽은 비교적 적은 부담을 느끼기 때문에, 사용량의 차이가 크게 벌어지며, 결과적으로 같은 무릎이지만 안쪽은 빠르게 노화되는 반면, 바깥쪽은 상대적으로 더 젊은 상태를 유지하게 된다.

MRI로 보는 무릎의 좌우 비대칭

엠알아이(MRI) 검사를 통해 무릎을 찍어보면, 무릎 안쪽 연골이 실제 나이보다 20년에서 30년 더 사용한 것처럼 닳아 있고, 바깥쪽 연골은 젊은이의 연골처럼 깨끗한 경우가 많다. 각도가 더 커질수록, 예를 들어 7도에서 9

도 이상 틀어지면 부담이 두 배, 세 배 이상으로 증가하며, 결국 체중이 적더라도 관절염에 걸릴 수밖에 없게 되는 것이다.

젊은 노인을 위한 선택, 체중과 자세의 균형

이제 우리는 "젊은 노인"이라는 개념에 대해 생각해 볼 필요가 있다. 나이가 들어도 여전히 활발하게 활동하고 건강한 관절을 유지할 수 있는 사람, 즉 젊은이처럼 활동적인 노인이 되는 것이 가능하다. 이를 위해서는 체중에 대한 잘못된 인식을 수정하고, 운동과 식습관, 자세 교정 등을 통해 관절에 주는 부담을 낮추는 것이 중요하다.

체중 관리와 운동을 병행함으로써, 많은 사람들이 "젊은 노인"으로 살아갈 수 있다. 이는 단순히 관절염을 예방하는 차원을 넘어, 삶의 질을 크게 향상시키는 중요한 요소다. 결국, 자신이 체중이 많지 않다고 해서 방심하지 말고, 현재 자신의 관절이 어떻게 부담을 느끼고 있는지 면밀히 살펴볼 필요가 있다.

무릎 건강과 정신적 활력(Mental vitality)의 연결

체중 조절, 정렬된 자세, 꾸준한 운동은 단지 관절의 물리적 건강만을 위한 것이 아니다. 자기 몸을 잘 돌보는 습관은 스스로에 대한 주체적인 태도이자, 정신적 활력(Mental vitality)의 핵심을 이룬다. 무릎 통증이 줄고 자유롭게 움직일 수 있다는 것은 삶의 자율성과 활동 반경을 넓히는 것이며, 이는 곧 자신감, 사회적 연결, 심리적 안정감으로 이어진다. 건강한 무릎은 단지 뼈와 연골의 문제가 아니라, 마음과 연결된 삶의 에너지이다.

삶의 방향을 바꾸는 작은 실천

바른 체중 관리와 함께 꾸준한 운동, 그리고 정기적인 관절 상태 점검을 통해, 우리는 모두 젊은 노인으로 살아갈 수 있는 길을 만들어갈 수 있다. 희망은 가까이에 있다.

36

발바닥, 인체 공학의 최첨단
발 건강이 전신 건강을 좌우한다

족부 질환들

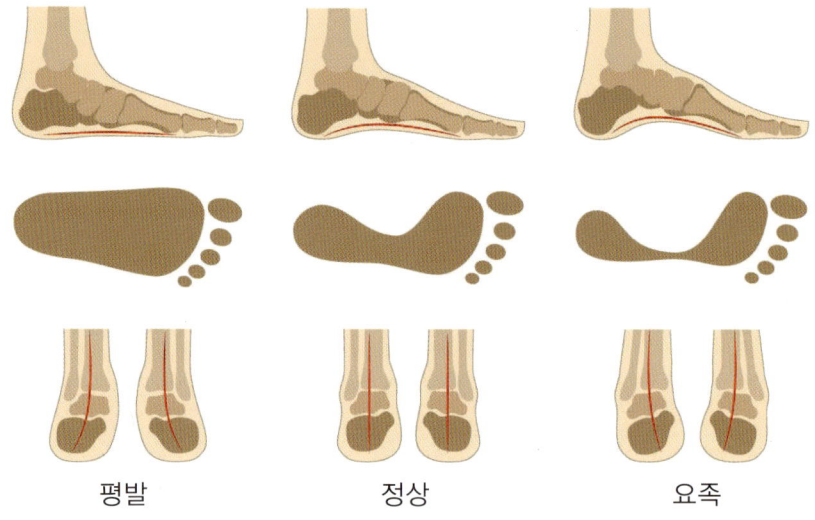

평발　　　　　정상　　　　　요족

우리 몸의 체중에서 2%밖에 되지 않지만 몸 전체를 떠받치고 있는 기특한 신체 부위가 있다. 바로 발바닥이다. 그 어떤 동물들의 발을 보더라도 사람의 발처럼 정교한 발이 없다. 그래서 인체 과학자들은 발을 가리켜 인체 공학의 최첨단이라는 말을 한다. 발은 총 26개의 뼈와 33개의 관절과 백 개 이상의 근육, 인대, 힘줄로 이루어져 있으며, 이 모든 요소들이 함께 작동해서 걷기, 달리기, 점프하기와 같은 다양한 활동들을 만들어낸다. 특히 발의 아치 구조는 충격을 흡수하고 체중을 효과적으로 분산시키는 역할을 하며, 매우 민감하고 섬세한 신경 말단이 있어 몸의 균형을 유지해 내는 역할을 한다. 이러한 발의 정교함은 인간으로 하여금 단순히 땅에서 이동하는 기능을 넘어, 다양한 환경에서도 유연하게 적응할 수 있도록 해주었다.

정교한 발 구조, 전신 건강의 시작점

젊은 노인으로 살아가기를 꿈꾸는 이들에게 발의 관리가 중요한 이유가 바로 이와 같다. 발, 특히 발바닥이 인체의 관절과 전반적인 신체 기능을 유지하는 데 기초가 된다. 인체의 체중은 발바닥을 통해 지면에 전달되며, 이는 발목, 무릎, 고관절, 척추로 연결된다. 발바닥에 구조적 문제가 발생하면, 체중의 전달 경로에 변화가 생기고, 이는 곧 상부 관절에 불균형한 부담을 주어 통증과 관절염의 원인이 될 수 있다. 발바닥이 아프면 서 있거나 걷는 것이 불편해지고, 신체 활동이 줄어들면서 근육 약화와 관절의 경직을 초래할 수 있다. 즉, 발바닥의 작은 문제도 전신에 큰 영향을 미치며, 활동적인 노년을 가로막는 요소로 작용할 수 있다.

무너진 아치, 발의 경고 신호

발바닥은 세 가지 주요 아치로 구성된다. 내측 종아치, 외측 종아치, 그리고 횡아치다. 이 아치 구조는 충격을 흡수하고, 몸의 균형을 유지하며, 걷거나 뛸 때 추진력을 제공하는 역할을 한다. 이러한 아치가 무너지거나 변형되면, 발바닥이 정상적으로 체중을 분산시키지 못하고, 과부하가 걸리는 부위에 통증이 발생할 수 있다. 이는 흔히 족저근막염, 무지외반증(엄지발가락이 변형되는 질환), 또는 발바닥에 생기는 굳은살과 같은 문제로 이어질 수 있다.

관절로 전이되는 발의 문제

나이가 들수록 발바닥의 지방 패드는 얇아지고, 근육과 인대의 유연성이 감소하면서 발바닥의 쿠션 기능이 약해진다. 이로 인해 충격 흡수 능력이 떨어지면서, 무릎과 고관절, 척추에 가해지는 부담이 증가하게 된다. 발바닥의 작은 변화가 연쇄적으로 관절에 영향을 미치는 것이다.

무지외반증, 관절 붕괴의 시작

우리가 흔하게 접하는 발바닥의 이상은 무엇일까? 대표적인 것이 무지외반증이다. 이는 집안 내력에 의한 영향이 있기도 하지만 발의 사용 방법에 따라서 큰 차이를 가져오기도 한다. 무지외반증이 있는 사람의 발은 엄지발가락이 매우 유연하여 바깥쪽으로 돌아갈 준비가 되어 있는 듯하며, 시간이 지남에 따라 아치가 무너지고 평발이 되어 버린다. 이 경우 체중의 40%를 담당해야 하는 엄지발가락이 10%도 감당하지 못하게 되며, 두 번째, 세 번째 발가락에 심한 하중 부담을 주게 된다. 이로 인해 발목과 무릎에 보완적인 힘이 작용되며, 도미노처럼 관절들이 손상되는 결과로 이어진다.

걸음걸이에서 시작되는 전신 통증

발바닥의 문제는 걷는 자세와 패턴에 큰 영향을 미친다. 족저근막염이 있으면 통증을 피하기 위해 걸음걸이를 바꾸게 되는데, 이는 무릎, 고관절, 척추에 비정상적인 하중을 가하게 된다. 이처럼 발바닥의 문제는 몸 전체의 관절 건강 악화로 이어질 수 있다. 결국 젊은 노인으로 살아가기 위해서는 발바닥을 꾸준히 관리하는 것이 중요하다.

발 건강 관리, 구체적인 실천 방법

건강한 발바닥을 유지하는 방법은 여러 가지가 있다. 첫째, 발바닥의 아치를 지지해 주는 맞춤형 깔창을 사용하는 것이 도움이 될 수 있다. 특히 평발이나 아치가 무너진 사람들에게는 체중 분산과 충격 완화의 효과를 가져온다. 둘째, 쿠션이 좋고 발바닥을 지지하는 신발을 신는 것이 중요하다. 세 번째는 발바닥 근육을 강화하고 스트레칭을 꾸준히 해주는 것이다. 발가락으로 수건을 집는 운동이나 마사지 동작은 발바닥의 탄력을 유지시켜 준다.

정신적 활력(Mental vitality)과 발 건강의 연결

발 건강은 단순히 물리적인 문제에 그치지 않는다. 통증 없이 걷고 활동할 수 있다는 사실은 정신적 안정과 활력(Mental vitality, M)을 유지하는 데 있어 결정적인 요소가 된다. 발이 아프고 움직임이 줄어들면 자연스럽게 외부 활동도 줄어들고, 이는 사회적 고립과 우울감, 무기력으로 이어질 수 있다. 반대로 발바닥이 건강하면 자신감 있는 걸음걸이와 함께 외부와의 접촉이 활발해지며, 이는 정서적 활력과 자존감 회복으로 연결된다. 건강한 발은 곧 건강한 정신의 기반이 된다.

성경을 보면 복음을 전하는 자의 발이 아름답다고 한다. 발은 단지 이동 수단이 아니라, 삶을 움직이고 신앙을 실천하는 기초다. 건강한 발을 가지고 각자의 삶을 걸어가는 노년의 모습은 단순한 생존이 아니라 '아름다움' 그 자체가 될 수 있다.

Ⅳ. 재생 능력 및 치료 효과

HEMR 생체 나이 방정식에서 'R'은 Regenerative Potential, 즉 재생 능력과 치료 효과를 뜻하며, 노년기 건강을 다루는 데 있어 가장 본질적인 질문을 제기한다. 이번 장에서는 이 R 항목을 중심으로, 우리가 나이가 들어감에 따라 어떻게 다시 회복할 수 있고, 스스로의 생명력을 되살릴 수 있는지에 대한 다양한 이야기들을 펼쳐 보인다.

14개의 글은 단순한 치료법이나 의학 정보 소개에 그치지 않는다. 각각의 주제는 실제 삶 속에서 마주하는 신체적, 정신적 문제들을 어떻게 회복과 재생이라는 관점으로 바라볼 수 있을지를 다룬다. 예를 들어, 줄기세포의 생물학적 재생 능력을 통해 노화를 극복하려는 접근뿐 아니라, '사촌이 땅을 사면 배가 아프다'는 속담처럼 감정이 신체에 미치는 영향을 분석하는 사이코소마틱스(psychosomatics)도 다룬다.

중년 이후 감정 기복이나 신체 기능 저하에 어떻게 대응해야 할지를 살펴보며, 수면과 운동, 사회적 연결망 유지가 재생의 기초가 된다는 사실을 다양한 사례로 소개한다. '잠의 십계명'은 수면이 회복의 열쇠임을 알려주며, '땀 흘리기'는 근육과 면역계를 깨우는 재생의 물리적 조건을 강조한다. 또한, '노쇠 예방'과 '노년의 갈등'을

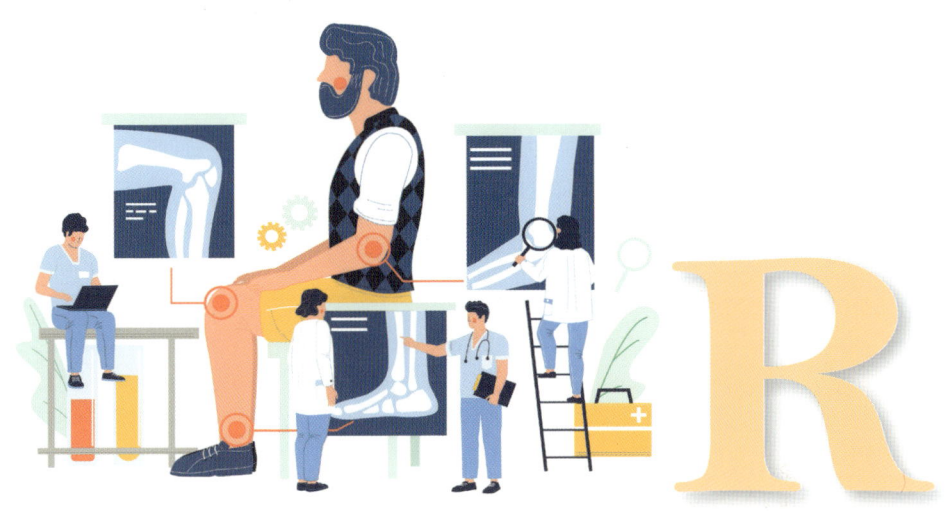

Regenerative Potential

다루는 글에서는 단순히 질병을 피하는 것이 아니라, 관계를 통해 재생력을 키우는 인간 본연의 치유 가능성을 탐색한다.

이 14편의 글은 궁극적으로 우리가 '노화'라는 개념을 더 이상 피할 수 없는 쇠퇴가 아닌, 충분히 대응 가능한 변화로 받아들이도록 이끈다. 그리고 그 변화를 이겨내는 힘은 외부의 치료보다 오히려 우리 몸과 마음 안에 있다는 사실을 보여준다.

이제부터 펼쳐질 이야기들은 각기 다른 각도에서 '재생'이라는 키워드를 풀어내며, 우리 모두가 '젊은 노인'으로 살아갈 수 있는 실질적인 방법을 제시할 것이다. 이 글들을 통해 '치료'를 넘어선 '회복'의 힘을 발견하게 되기를 바란다.

37
건강한 발, 활기찬 노년을 위한 첫걸음
발 건강이 삶의 질을 결정한다

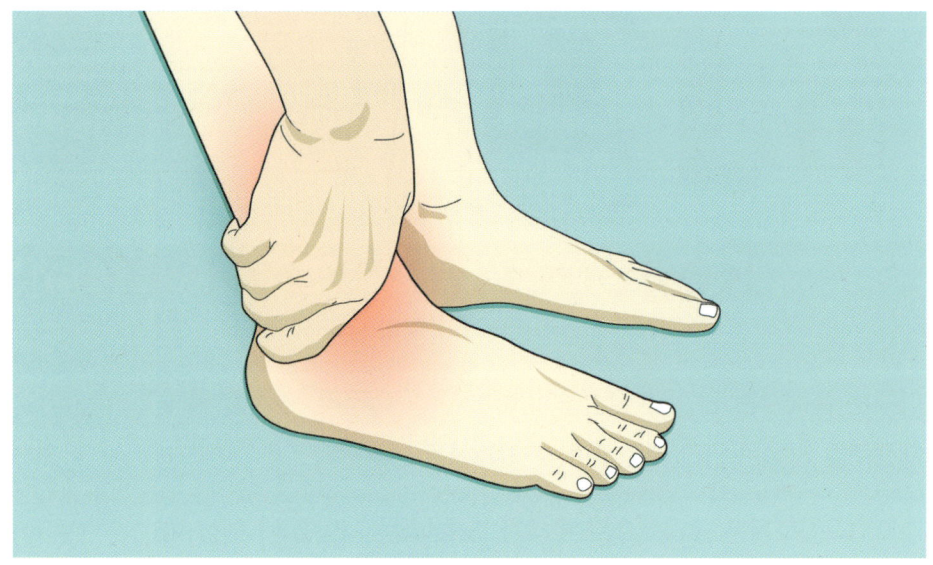

발의 건강, 전신 건강의 기초

우리가 매일 걷고 서는 발, 그 소중함을 얼마나 자주 잊고 사는지 모른다. 건강한 발은 평범한 일상의 첫걸음이지만, 발의 작은 이상이 온몸의 균형을 깨뜨리며 불편함을 가져올 수 있다. "발은 제2의 심장"이라는 말이 있듯이, 발이 건강해야 우리 몸 전체가 활력을 유지할 수 있다. 특별히 나이가 들수록 발 건강은 더 중요한 의미를 가진다. 아무리 활발한 마음을 가지고 있어도, 발이 아프면 모든 활동이 제한되기 마련이다. 지난번에 이어 발에 나타날 수 있는 다양한 질병들을 알아보고, 건강한 노년을 위한 첫걸음을 내디뎌 보자.

무지외반증: 조기 치료가 핵심

첫째, 가장 일반적인 질환은 무지외반증이다. 무지외반증은 엄지발가락이 둘째 발가락 쪽으로 휘어지면서 엄지발가락 관절이 안쪽으로 돌출되는 질환이다. 심하면 엄지와 둘째 발가락이 엇갈리는 상태까지 가게 되는데, 특히 노년에는 이 질환 때문에 발목과 무릎이 아파지고 척추까지 변형이 오는 도미노적인 질병을 초래할 수 있기 때문에 특별한 주의가 필요하다. 무지외반증을 치료하는 방법은 튀어나온 부분을 절단하는 것이 아니라, 튀어나와 있는 뼈의 기저부의 방향을 바꿔주는 것이며, 이렇게 함으로써 근본적인 치료가 가능하다. 발가락의 변형은 그냥 멈춰 있지 않고 서서히 더 진행되어 나중에 훨씬 심해지는 경향을 보이기 때문에 조기 치료가 중요하다.

평발: 무너진 아치가 부르는 불균형

둘째 질환은 평발이다. 일반적으로 평발이라고 하면, 종골이 갖고 있어야 할 각도를 잃어버리고 바닥면과 나란하게 되는 경우, 발의 아치가 무너지는 것을 말한다. 일반적으로는 스프링 역할을 할 수 있도록 족저근막과 발의 근육들이 아치를 유지해 주게 되는데, 발의 안쪽에 있는 힘줄들이 그 기능을 잃으면서 주저앉게 된다. 선천적인 평발은 록커버텀이라고 하는 심한 변형을 일으켜 보조 신발을 맞추고 살아야 하는 어려움을 겪지만, 대부분은 나이가 들면서 후천적으로 발생하는 후천적 유연성 평발이라고 하여 힘을 주지 않고 있을 때는 정상 발의 모양을 가지고 있지만, 체중 부하 엑스레이를 찍어보면 디딜 때 발의 안쪽이 바닥에 주저앉아 평평하게 되는 경우가 많다. 이 경우 발 내측의 아치 모양을 지지해 주는 깔창을 사용함으로써 통증과 변형을 막아주는 치료를 받을 수 있다. 후천적으로 평발이 생기는 이유는 경골건이라는 힘줄이 발의 내측으로부터 늘어지거나 손상되면서 아치를 잡아주던 힘줄들이 그 기능을 못 하기 때문이다. 평발로 진행되지 않도록 하기 위해서는 평소 체중을 줄이는 것이 중요하다. 발의 스트레칭을 습관적으로 해서 힘줄들이 원활하게 기능할 수 있도록 유지하는 것이 좋다.

족저근막염: 걷는 즐거움을 위협하다

셋째 질환은 족저근막염이다. 이 질환은 발뒤꿈치 통증의 흔한 원인 중 하나다. 발바닥의 족저근막이라는 조직이 반복적으로 손상을 입으면서 염증이 생기게 된다. 특히 아침에 첫발을 디딜 때 통증이 심해지며, 오래 서 있거나 걷는 경우에도 통증이 증가한다. 평소에 잘못된 신발 착용, 과도한 체중 증가, 발의 아치가 무너진 경우 등이 원인이 될 수 있다. 치료를 위해서는 충분한 휴식과 스트레칭, 그리고 필요시 충격 흡수 깔창을 사용하는 것이 권장된다. 족저근막염이 장기화될 경우 보행에 큰 영향을 미쳐 다른 관절에도 부담을 줄 수 있기 때문에 조기 치료가 필요하다.

망치발가락: 구조적 변형의 결과

넷째 질환은 발가락 망치 변형이다. 망치발가락이라고도 하는 이 질환은 발가락이 과도하게 굽혀지면서 발끝이 망치처럼 내려앉는 상태를 말한다. 이로 인해 발가락 끝이 신발 안에서 지속적으로 마찰되어 굳은살이 생기거나 심한 통증을 유발할 수 있다. 주로 신발 착용 습관이나 발의 구조적 문제로 발생하며, 엄지발가락이나 발바닥의 균형이 무너질 때 발생할 확률이 높다. 증상이 심해질 경우 변형된 발가락이 고정될 수 있으므로 이를 방지하기 위해 적절한 신발 선택과 조기 치료가 중요하다.

발톱 무좀: 작지만 완고한 감염

다섯째 질환은 발톱 무좀이다. 발톱 무좀(조갑백선)은 발톱이 곰팡이에 감염되어 두꺼워지거나 변색되는 질병이다. 발톱이 변형되고 잘 자라지 않거나 쉽게 부서지는 경우가 많으며, 면역력이 약해진 고령자들에게서 주로 발생한다. 발톱 무좀은 꾸준한 약물 치료와 관리가 필요하며, 예방을 위해 발을 깨끗하고 건조하게 유지하는 것이 중요하다.

내성 발톱: 반복적인 염증의 고통

여섯째 질환은 내성 발톱이다. 이 질환은 발톱의 양 측면이 살 속으로 파고들어 감염이 일어나면서 부어오르고 통증이 심하며 고름이 나오는 질병이다. 주로 엄지발가락에 발생하며, 무좀 발톱이나 발톱 관리 부주의가 원인이 된다. 스스로 손을 대는 것보다 병원을 방문해 적절한 조치를 받는 것이 악화를 막는 길이다.

발바닥 티눈: 반복된 자극의 결과

마지막 질환은 발바닥 티눈이다. 이 질환은 지속적인 압력이나 마찰로 인해 피부가 단단하게 굳는 현상이다. 보통 발의 특정 부위에 집중적으로 발생하며, 특히 신발의 모양이 잘 맞지 않거나 잘못된 보행 습관으로 인해 생길 수 있다. 티눈이 심해질 경우 통증을 유발하고 발의 균형에 영향을 줄 수 있으므로, 적절한 신발 착용과 발 관리가 필수적이다.

재생 능력의 관문, 발 건강

발은 우리 몸의 기초이며, 일상적인 움직임과 균형을 유지하는 데 결정적인 역할을 한다. 발이 건강해야 관절도 건강할 수 있고, 관절이 건강해야 신체 기능 전반이 회복력을 유지할 수 있다. 특히 재생 능력과 치료 효과(R: Regenerative Potential)는 발 건강에서 시작된다. 발에 통증이 있으면 걷는 것이 줄고, 운동량이 감소하며, 이는 곧 전신의 혈류 저하와 신체 회복력 약화로 이어진다. 건강한 발을 유지하는 것은 단순한 예방을 넘어서, 회복의 기반을 다지는 첫 단계이자, 활기찬 노년을 위한 핵심 열쇠다.

38

손끝에서 피어나는 삶의 정교함, 손목 관절과 젊은 노인의 활력
손목 건강이 삶의 질을 높인다

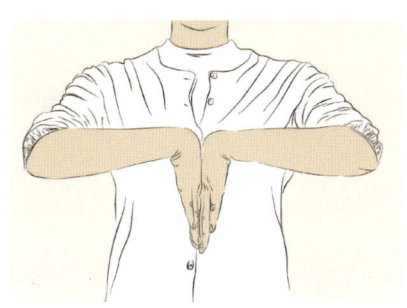
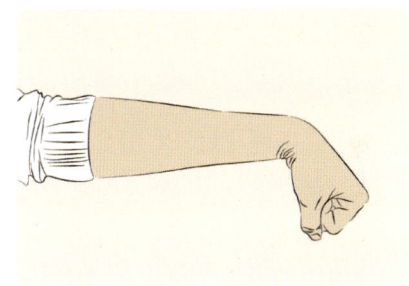
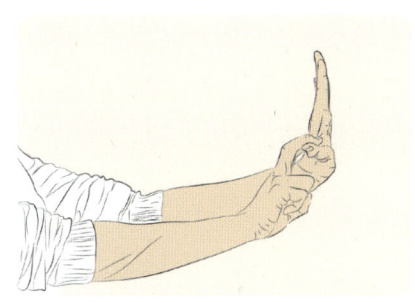
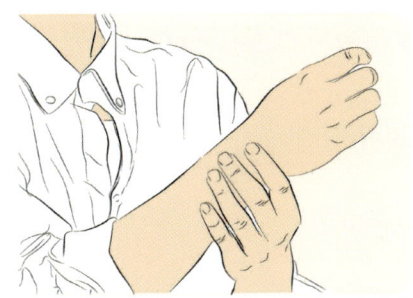

정교함의 상징, 손의 가치

인간의 정교함과 창의성을 구현하는 신체의 최첨단이 있다. 바로 손이다. 손은 단순히 사물을 다루는 도구가 아니다. 우리는 손을 통해 음악, 예술, 글쓰기 등 정신적이고 창의적인 모든 활동을 표현한다. 바이올리니스트 정경화의 손끝에서 만들어지는 섬세한 선율, 피아니스트 임윤찬의 손가락에서 탄생하는 웅장한 음률, 피카소나 미켈란젤로가 손으로 창조한 위대한 예술 작품들은 손의 중요성과 경이로움을 극명하게 보여준다. 이렇듯 손은 우리의 일상에서 물건을 집어 들고 먹을 것을 입으로 가져다주는 단순한 역할을 넘어서, 우리 삶의 고유한 표현 수단이 된다.

27개의 뼈로 구성된 정교한 관절

손목 관절은 총 27개의 뼈로 이루어져 있다. 특히 손목에는 8개의 작은 뼈들이 정교하게 맞물려 있으며, 각각의 뼈가 다양한 관절을 형성해 우리의 손이 자유롭고 미세한 움직임을 가능하게 한다. 이 작은 관절들 덕분에 우리는 0.1mm의 얇은 종이조차 쉽게 감지할 수 있는 예민한 감각을 지닌다. 손끝에는 매우 섬세한 감각 신경들이 밀집되어 있어, 뇌에서도 손의 감각과 운동을 담당하는 부분이 넓은 면적을 차지한다. 반면 엉덩이나 등과 같은 부위는 훨씬 둔감한 감각을 지닌다. 이처럼 손과 손목은 우리 몸의 다른 부위보다 훨씬 섬세한 작업을 수행할 수 있도록 설계되어 있다.

손목의 퇴행성 변화, 방치할 수 없다

그러나 손목 관절이 나이가 들면서 각종 질병에 노출되기 쉬운 만큼, 우리는 이 작은 관절의 건강을 더욱 주의 깊게 돌봐야 한다. 특히 젊은 노인으로 살아가기 위해서는 손목 건강이 필수적이다. 나이가 들수록 손목 관절은 과도한 사용으로 인한 퇴행성 변화를 겪기 쉽고, 통증을 동반한 다양한 질병이 발생할 가능성이 커진다.

골관절염: 닳아 없어지는 연골

가장 흔한 손목 질환 중 하나는 골관절염이다. 골관절염은 손목의 연골이 닳아 없어지면서 발생하는 질병으로, 연골이 사라지면 뼈끼리 마찰을 일으켜 통증과 염증이 생긴다. 초기에는 손목을 움직일 때 가벼운 통증이 느껴지지만, 점차 증상이 심해져 손목의 움직임이 제한되고, 일상생활에서도 어려움을 겪게 된다. 골관절염은 손목을 자주 사용하는 사람들에게 흔히 나타나며, 반복되는 자극과 과도한 사용이 주요 원인이다. 손목을 건강하게 유지하려면 손목에 무리가 가지 않도록 적절한 휴식을 취하고, 손목 스트레칭과 같은 예방적인 조치가 필요하다.

류마티스 관절염: 조기 진단이 필수

류마티스 관절염 역시 손목에 자주 발생하는 질환 중 하나다. 이 질환은 면역체계가 손목 관절을 공격해 염증을 일으키며, 주로 아침에 손목이 뻣뻣하고 통증이 심하게 느껴진다. 류마티스 관절염은 단순한 노화와는 다른 자가면역질환으로, 조기에 적절한 치료를 받지 않으면 손목의 변형을 초래할 수 있다. 따라서 손목에 부기나 통증이 느껴진다면 조기에 전문가의 진단을 받는 것이 중요하다.

손목터널증후군: 디지털 시대의 고질병

손목터널증후군은 현대인들에게 매우 흔한 손목 질환으로, 특히 컴퓨터와 스마트폰을 자주 사용하는 이들에게 많이 발생한다. 손목터널증후군은 손목의 정중신경이 압박되어 손목과 손가락이 저리고 아픈 증상이 나타나는 질환이다. 장시간 타이핑을 하거나 스마트폰을 과도하게 사용하면 손목이 과

부하 되기 쉽고, 이는 신경 압박으로 이어진다. 이 질환을 방치하면 손의 감각이 무뎌지고, 손목에 힘이 빠지는 등 일상생활에 큰 불편을 초래할 수 있다. 따라서 적절한 스트레칭과 자주 손목을 풀어주는 휴식이 필요하다.

손목 건초염: 힘줄의 염증 반응

이 외에도 손목 건초염은 반복적인 손목 사용으로 힘줄에 염증이 생기는 질환이다. 손목을 자주 사용하면서 손목의 힘줄이 과도하게 자극을 받으면 손목의 움직임이 제한되고 통증이 동반된다. 건초염은 일상적인 작업이나 운동을 많이 하는 사람들에게 발생할 수 있으며, 초기에는 통증이 경미하지만 증상이 점차 심해질 수 있다. 손목 건초염이 발생하면 손목을 안정시키고 염증을 줄이기 위한 치료가 필요하며, 이를 방치하면 만성 질환으로 발전할 수 있다.

정교한 움직임의 회복은 회복력에서 시작된다

이처럼 손목은 다양한 질병에 노출될 수 있지만, 우리는 종종 이를 대수롭지 않게 여긴다. 하지만 손목의 건강이 무너지면 우리의 독립적인 일상생활에도 큰 타격을 줄 수 있다. 손목 건강을 지키는 것은 곧 우리 삶의 질을 지키는 일이며, 특히 젊은 노인으로서 활기찬 삶을 영위하기 위해서는 손목 건강에 대한 꾸준한 관심이 필요하다.

재생 능력과 손의 자유

손목은 비록 작고 보이지 않는 곳에서 조용히 기능하지만, 우리의 삶을 이루는 중요한 축이다. 손목이 지탱하는 건강한 삶을 유지하기 위해 우리는 손목 질병을 예방하고 관리하는 데에 더욱 신경 써야 한다. 특히 손목 관절의 회복은 단순히 통증을 줄이는 수준을 넘어, 세포 단위의 재생과 회복이 전제되어야 가능하다. 이는 곧 HEMR 방정식의 R 항목인 재생 능력(Regenerative Potential)과 밀접한 관련이 있다. 손목 연골의 마모, 힘줄의 손상, 신경 압박 등은 손의 기능을 제한하며 삶의 활력을 떨어뜨린다. 따라서 손목의 구조적 건강을 유지하고, 필요한 경우 재생 치료의 가능성을 모색하는 것은 단순한 치료를 넘어 손의 정교함을 지키는 길이기도 하다. 손목의 건강이 회복되어야 우리의 삶도 다시 정교하게 움직일 수 있다.

손목 관절, 건강한 삶의 지지대
손목 건강이 중요한 이유

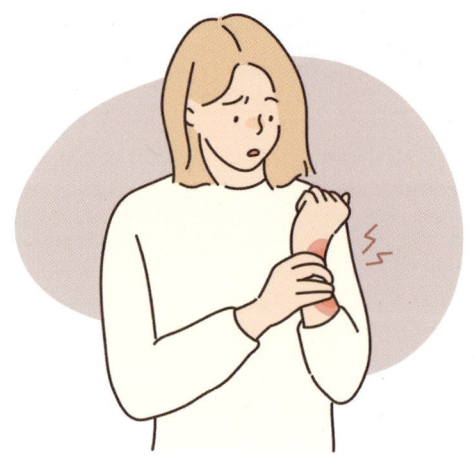

일상 속 중심축, 손목

손목은 우리가 일상에서 무의식적으로 가장 많이 사용하는 신체 부위 중 하나다. 문을 열거나 물건을 집는 사소한 동작조차도 손목의 관여 없이는 불가능하다. 그러나 손목 관절은 생각보다 취약한 구조를 가지고 있어서 다양한 질병에 노출되기 쉽다. 특히, 나이가 들수록 관절의 마모와 퇴행성 변화가 심해지면서 질환 발생률이 급격히 높아진다. 우리가 앞서 다뤘던 손목 관절 관련 문제들에 이어, 이번에는 방아쇠 수지 변형, 듀피트렌 구축, 드퀘르뱅 증후군 등 손목과 손가락에 영향을 미치는 주요 질환들에 대해 살펴보겠다.

방아쇠 수지 변형: 손가락의 작은 고통

방아쇠 수지 변형은 손가락을 자주 사용하는 사람들이 겪는 흔한 문제다. 손가락 힘줄이 두꺼워지거나, 그것을 지탱하는 활차에 이상이 생기면 손가락이 마치 총의 방아쇠를 당길 때처럼 딸깍거리며 걸리는 현상이 발생한다. 이때 나타나는 통증과 불편함은 일상생활을 크게 방해하며, 특히 나이가 든 사람들에게는 이 증상이 더욱 두드러진다. 손가락을 많이 사용하는 노인들은 이런 증상이 나타날 때 조기 진단을 받는 것이 중요하다. 간단한 초음파 검사를 통해 문제를 정확히 진단할 수 있으며, 적절한 시점에서 주사 치료를 받으면 비교적 쉽게 회복될 수 있다. 그러나 물리치료나 약물로는 회복이 어려운 경우가 많기 때문에 전문가의 도움을 받아야 한다.

듀피트렌 구축: 손가락을 구부리는 질환

듀피트렌 구축은 중년 이후, 특히 남성에게 많이 나타나는 질환이다. 이 질병은 세 번째와 네 번째 손가락이 뻣뻣해지며 점차 구부러지는 특징을 가진다. 초기에는 손가락을 제대로 펴지 못하는 불편함이 생기고, 진행되면 손바닥에 주름이 잡히며 손가락이 서서히 구부러지기 시작한다. 손가락이 점차 사용하기 어려워지는 이 질환은, 일상적인 손 사용이 잦은 사람들에게 더욱 흔하게 발생한다. 원인은 정확히 밝혀지지 않았지만, 손을 많이 사용하는 환경이 위험 요인 중 하나로 알려져 있다. 조기에 치료를 받지 않으면 손 기능에 큰 영향을 줄 수 있으며, 치료 시기와 방법에 따라 주사로도 증상이 호전될 수 있다. 그러나 질병이 진행된 경우에는 수술이 불가피한 경우가 많다.

드퀘르뱅 증후군: 엄지손가락의 고통

드퀘르뱅 증후군(손목 건초염)은 예전에는 젊은 엄마들에게 흔히 발생했지만, 요즘에는 손주를 돌보는 중년 이후의 노인들에게도 자주 나타나고 있다. 엄지손가락을 움직일 때마다 극심한 통증을 유발하는 이 질환은, 무거운 물건을 들거나 아기를 안고 젖병을 물리는 동작에서 빈번하게 발생한다. 특히 노인들은 손목에 가해지는 부담이 더 크기 때문에, 드퀘르뱅 증후군에 걸릴 위험이 높다. 엄지손가락을 움직이는 힘줄 사이에서의 충돌로 발생하는 이 증상은 방치할 경우 더욱 악화될 수 있다. 약물이나 물리치료로는 쉽게 호전되지 않으며, 전문적인 주사 치료를 통해 빠른 회복이 가능하다.

결절종: 반복되는 혹의 경고

또한 결절종이라는 질병은 손목 부위에 작은 덩어리가 생기는 것으로, 힘줄이나 관절의 과다한 사용이 원인이 된다. 대개는 결절종이 암으로 발전하지는 않지만, 제거 후에도 재발할 가능성이 크다. 주로 손목에 발생하는 이 종양은, 손목을 과도하게 사용하는 사람들이 겪는 문제로, 젊은 노인들이 자주 겪는다. 한 번 발생한 결절종은 치료 후에도 재발할 확률이 매우 높으며, 수술적 절제가 필요한 경우도 있다. 따라서 이를 예방하기 위해서는 손목을 너무 무리하게 사용하지 않고 적절한 휴식을 취하는 것이 필수적이다.

손목 질환과 노화의 상관관계

이처럼 손목 관절의 여러 질병들은 노화와 깊은 연관이 있다. 손목은 우리의 일상생활에서 자주 사용되기 때문에 노화에 따라 자연스럽게 퇴행성 변화를 겪게 된다. 특히 노인들에게는 손목의 퇴행이 더욱 빨리 진행된다.

그럼에도 불구하고 우리는 이 과정을 늦추고, 손목 건강을 유지할 수 있는 방법들을 실천할 수 있다.

손목 건강을 위한 관리법

첫째, 손목을 적절하게 보호하는 것이 중요하다. 무거운 물건을 들거나, 손목에 부담을 주는 동작을 반복적으로 하지 않는 것이 기본이다. 컴퓨터나 스마트폰 사용 시에는 손목 받침대를 사용해 손목의 부담을 덜어주고, 장시간 작업을 피하며 주기적으로 스트레칭을 해 주어야 한다. 손목 돌리기나 손가락 스트레칭 같은 간단한 동작만으로도 손목의 긴장을 풀어줄 수 있다.

둘째, 손목 주변 근육을 강화하는 운동을 꾸준히 해주는 것이 좋다. 손목을 보호하는 근육이 튼튼해야 관절에 가해지는 압력을 줄일 수 있다. 가벼운 저항 밴드를 이용한 운동이나, 물병을 이용해 가벼운 근력 운동을 하는 것이 도움이 된다.

셋째, 영양소 섭취도 손목 건강에 중요한 역할을 한다. 손목 관절의 연골과 힘줄을 보호하기 위해서는 충분한 단백질과 칼슘, 비타민 D를 섭취하는 것이 필요하다. 특히, 연골을 보호하는 역할을 하는 콜라겐을 충분히 섭취하면 큰 도움이 된다.

회복을 위한 준비, 재생 능력의 조건

건강한 손목은 우리에게 단지 기능적 역할을 하는 부위가 아니라, 앞으로도 활기찬 노후를 살아가기 위한 기반을 제공하는 중요한 요소가 되며, 젊은 노인으로서 가족과 사회에 더 큰 역할과 기여를 할 수 있는 토대가 될 수 있다. 특히 방아쇠 수지, 듀피트렌 구축, 드퀘르뱅 증후군처럼 만성적인 힘줄 염증이나 섬유화, 구조적 손상이 진행된 손목 질환들은 단순한 안정이나 통증 조절만으로는 충분한 회복이 어렵다. 손목의 기능을 다시 회복하기 위해서는 손상된 조직의 재생을 촉진시키는 전략이 필수적이며, 이는 HEMR 모델의 네 번째 축인 재생 능력(Regenerative Potential)과 직결된다. 재생 치료는 단순히 병을 치료하는 수준을 넘어서, 손목의 미세한 움직임과 감각을 되찾는 핵심 열쇠가 된다. 이제는 통증만을 줄이는 치료보다, 세포와 조직의 복원이라는 근본적인 해결책을 고민해야 할 시점이다.

40 DNA, 생명의 설계도와 건강한 노화의 지혜
DNA와 건강한 노화의 관계

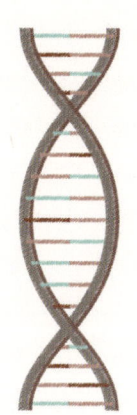

DNA는 단순한 유전자가 아니다

인간의 몸은 경이로움 그 자체이다. 우리의 몸은 대단히 복잡하고 심오한 설계로 이루어져 있으며, 그 중심에는 DNA가 자리하고 있다. 캘리포니아 산타크루즈 대학의 데이비드 디머 교수는 DNA를 단순한 생물학적 구조로 보지 않았다. 그는 DNA의 염기 서열을 음악으로 바꾸어 인간의 생명 정보가 마치 악보처럼 의도와 목적이 있는 코드임을 시사했다. 이는 DNA가 단순히 유전적 정보를 전달하는 것이 아니라, 예술적 창조물처럼 고유한 리듬과 조화를 가진다는 의미다. 이러한 시각은 생명 자체가 하나님의 생각이 담긴 더 높은 차원의 계획과 질서로 이루어졌다는 점을 암시한다.

영국의 진화생물학자 리처드 도킨스조차도 자신의 저서에서 인간의 DNA를 암호와 문자로 해독할 수 있는 정보로 설명했다. 도킨스는 DNA를 단순한 생물학적 물질이 아닌, 우리가 이해할 수 있는 '언어'로 기록된 정보로 보았다. 또한 과학 저널리스트 매트 리들리는 DNA를 '언어'로 이해하면서 이를 인간의 삶을 기록한 자서전과 같다고 보았다. 그는 23개의 염색체를 통해 인간의 역사와 본질을 파악할 수 있다고 주장하며, 생명체의 본질을 더 깊이 이해하려는 노력을 기울였다.

생활 습관이 DNA를 지킨다

이러한 연구들이 시사하는 바는 명확하다. 인간의 DNA는 단순한 생물학적 데이터가 아닌, 우리의 삶을 지탱하는 정보의 설계도이다. 이를 이해함으로써 우리는 더 건강하고 의미 있는 삶을 살 수 있다. 그런데 보다 더 중요한 것은 단순히 DNA의 정보를 해독해 내는 것만이 아니다. 건강한 노화의 핵심은 우리의 생활 방식과 몸, 마음을 어떻게 조화롭게 맞추느냐이다.

우리의 생활 속에서 DNA를 보호하고 활성화시키는 방법은 무엇일까? 그 해답은 생활 습관과 마음가짐, 그리고 영적인 문제와 관련되어 있다.

DNA와 소통하는 음식

가장 먼저 이야기할 주제는 음식이다. 우리가 섭취하는 음식은 단순 연료 이상의 역할을 한다. 특정 음식들은 DNA와 직접 상호작용해 염증을 줄이고, 세포 손상을 막으며, 재생을 촉진한다. 예를 들어, 항산화 성분이 풍부한 베리류, 오메가-3 지방산이 많은 생선, 비타민이 가득한 채소들은 DNA 손상을 줄이고 텔로미어의 길이를 유지하는 데 도움이 된다. 이는 우리 몸속의 생명 정보를 손상 없이 보존하며, 세포의 재생과 복구를 돕는다. 단순히 열량을 채우는 음식을 넘어서, DNA와 소통하는 음식 선택이 중요한 것이다.

운동은 유전자의 스위치를 켠다

그렇다면 음식 외에도 우리는 어떻게 DNA와 소통할 수 있을까? 운동은 단순히 근육을 강화하는 것에 그치지 않는다. 이는 DNA의 정보를 활성화시켜 신체의 복구 능력을 높이고, 노화를 늦추는 중요한 역할을 한다. 과학적으로 밝혀진 바에 따르면, 규칙적인 유산소 운동은 체내 미토콘드리아를 활성화시켜 세포가 에너지를 더 잘 생성하도록 돕는다. 이 과정에서 세포 손상을 줄이고, 세포의 노화를 방지하는 효과도 나타난다. 운동을 통해 유전적 잠재력을 깨우는 것은 인간이 가진 가장 자연스러운 치유 메커니즘이다.

정신적 평온이 DNA를 보호한다

한편, 우리의 정신적 건강은 DNA와 밀접한 연관이 있다. 만성적인 스트레스는 DNA 손상을 초래하고, 염색체 끝부분인 텔로미어를 손상시켜 생물학적 노화를 가속화한다. 스트레스는 몸에 염증 반응을 일으키고 면역 시스템을 약화시켜 노화를 앞당기는 역할을 한다. 반대로 사회적 유대감은 스트레스를 줄이고, DNA 복구 메커니즘을 활성화해 노화 과정을 늦춘다. 연구에 따르면, 묵상이나 명상 같은 심리적 안정 활동은 신체의 항노화 호르몬인 텔로머라제를 활성화시켜 세포가 더 오래 살아남을 수 있도록 돕는다.

삶의 회복력을 결정짓는 유전적 지혜

의사로서 많은 환자들을 만나며 고통 속에서도 놀라운 회복력을 보여주는 이들을 본다. 그들의 몸은 단지 의학적 치료만의 결과가 아니다. 생활 습관, 정신적 건강, 그리고 DNA에 대한 이해와 활용이 중요한 역할을 했다. 나는 환자들에게 이렇게 말하고 싶다. "당신의 몸은 나이가 들어도 여전히 놀라운 회복력을 가지고 있습니다. 쇠퇴만이 노화의 과정이 아닙니다. 우리의 몸은 하나님의 설계 아래 재생과 회복의 능력을 가지고 있습니다."

DNA는 재생 능력의 저장고다

우리는 더 이상 노화를 두려워할 필요가 없다. DNA는 단순한 유전 정보의 전달자일 뿐 아니라, 우리 몸의 복원과 치유를 위한 지침서이기도 하다. HEMR의 네 번째 항목인 재생 능력(Regenerative Potential)은 단지 손상된 세포를 되돌리는 기술이 아니라, 우리가 가진 유전적 회복력과 잠재력을 어떻게 현실 속에서 활성화할 것인가에 대한 지혜다. DNA에 대한 이해는 우리의 노화 속도를 늦추고, 재생을 촉진하는 가장 근본적인 열쇠다. 지금부터 자신의 몸과 마음을 돌보는 작은 실천을 시작한다면, 우리는 초고령 사회에서도 건강하게 오래 사는 길을 찾을 수 있을 것이다.

41 건강하게 사는 해석의 힘
건강한 삶을 위한 생각의 변화

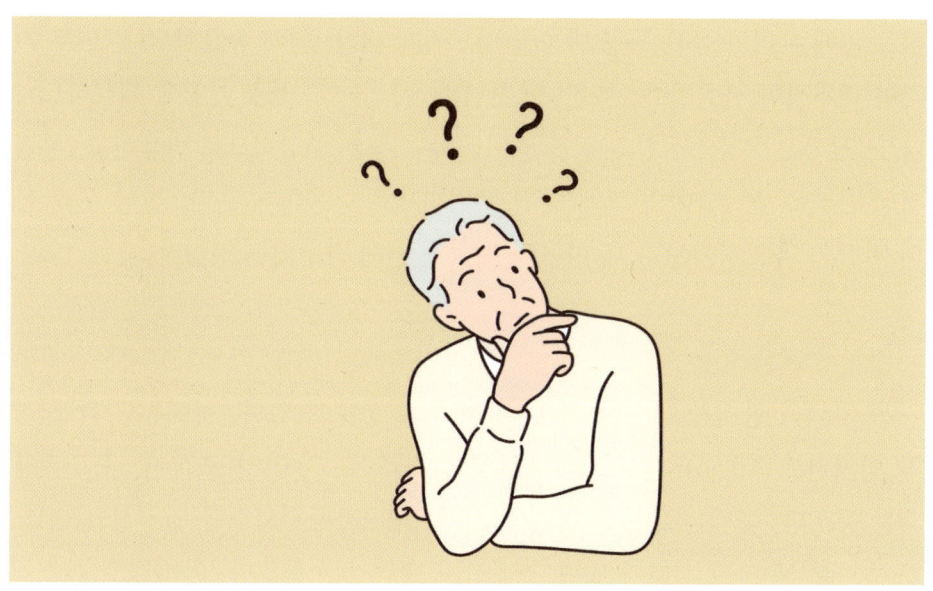

팩트보다 해석이 더 중요하다

건강하게 살기를 원하지 않는 사람이 있을까? 아마 없을 것이다. 내가, 그리고 내 가족이 건강하게 사는 것은 누구에게나 중요한 삶의 목표다. 그렇다면 어떻게 해야 우리가 진정 건강하게 살아갈 수 있을까? 그 해답은 의외로 간단하다. "건강하게 살려면, 팩트보다 해석이 중요하다"는 이 문장을 기억해 보길 바란다.

우리 몸은 눈, 귀, 촉각 등 다양한 감각을 통해 외부의 자극을 받아들이고 이를 뇌에서 처리한다. 이 과정에서 시상하부가 핵심적인 역할을 한다. 시상하부는 우리가 경험하는 자극이 사실인지, 혹은 단순한 감정인지를 구분하지 않는다. 그저 그 자극을 받아들여 뇌하수체에 호르몬 분비를 지시하는 역할을 할 뿐이다. 이후 뇌하수체는 각 장기에 호르몬을 분비하라는 명령을 내리고, 이로 인해 우리의 몸은 특정 반응을 일으키게 된다. 이때 중요한 것은 외부 자극이 객관적인 사실이냐 아니냐가 아니라, 우리가 그것을 어떻게 해석하느냐다. 시상하부가 긍정적인 감정을 받아들이면 몸은 긍정적으로 반응하고, 부정적인 감정을 받아들이면 그에 맞춰 부정적으로 반응하게 된다. 결국 우리 몸의 건강은 외부 상황보다 내 마음의 해석에 의해 좌우되는 것이다.

몸과 마음을 잇는 신경의 흐름

몸과 뇌의 관계를 설명할 때 두 가지 주요 통로가 있다. 첫째는 감각 신경인 아퍼런트 Afferent 시스템(구심성 신경)으로, 우리의 오감이 뇌로 전달되는 통로다. 둘째는 운동 신경인 이퍼런트 Efferent 시스템(원심성 신경)으로, 뇌에서 전달된 신호가 말단 조직까지 내려가는 통로다. 아퍼런트 시스템은 팩트를 전달하는 것처럼 보이지만, 사실 뇌에서 이를 해석해 이퍼런트 시스템으로 보내는 비율이 90%에 달한다. 다시 말해, 우리 몸에 들어오는 감각이 직접적으로 몸을 변화시키기보다는, 뇌가 이를 어떻게 해석하느냐에 따라 변화가 일어난다는 의미다.

세포의 건강은 해석에서 시작된다

혹시 인간의 몸이 약 100조 개의 세포로 이루어져 있다는 사실을 알고 있는가? 뚱뚱한 사람이라고 해서 세포의 수가 많은 것은 아니고, 날씬한 사람이라고 해서 세포의 수가 적은 것도 아니다. 다만 세포 안에 지방이 얼마나 축적되어 있느냐에 따라 체형이 달라지는 것이다. 결국, 건강이란 세포가 얼마나 건강하냐에 달려 있다. 내 몸의 기본 단위인 세포가 건강해야 몸 전체가 건강해질 수 있다. 100조 개의 세포가 적절히 신진대사를 하고, 증식과 분화, 그리고 사멸의 정상적 과정을 거칠 때 비로소 몸 전체의 건강이 유지된다.

그렇다면 세포가 건강하게 기능하려면 무엇이 필요할까? 바로 여기에서 팩트보다 해석이 중요한 이유가 등장한다. 우리 세포는 뇌의 명령에 따른 신호 전달 물질을 받아 증식, 분화, 사멸을 결정한다. 이 과정에서 긍정적인 작용을 끌어내기 위해서는 긍정적인 신호가 전달되어야 한다. 중요한 것은 이 신호가 뇌의 해석에 의해 결정된다는 점이다. 뇌는 한 번 형성된 생각이 팩트인지 아닌지를 구분하지 못한다. 뇌가 만들어낸 긍정적인 생각이 비록 상상일지라도, 뇌는 이를 사실로 받아들여 세포에 긍정적인 신호를 보낸다.

몸과 마음은 하나의 생명이다

몸과 마음이 연결되어 있다는 사실은 과학적으로도 입증되고 있다. 스트레스가 소화 장애를 일으키고, 장내 미생물 환경이 악화되면 우울감이나 불안감이 발생할 수 있다는 장-뇌 연결축 이론이 그 대표적인 예다. 장과 뇌, 즉 몸과 마음이 서로 소통하며 영향을 미치는 것이다. 장이 안 좋아지면 매사에 스트레스가 쌓이고, 머리에 정리가 안 되어 하루 종일 두통과 스트레스에 시달리게 된다. 예를 들어 회사의 업무나 가정의 문제점들이 많은 경우 이로 인해 소화 불량이 계속되고, 위와 십이지장에 스트레스를 계속 주어 위염이나 십이지장염을 유발하고 내시경으로 검사를 해도 뚜렷한 원인이 확인되지 않은 상태로 위장병을 계속 앓는 경우가 많다.

병원을 찾았을 때 "스트레스를 잘 관리하라"는 의사의 말을 들어본 적이 있을 것이다. 이는 단순한 위로가 아니라, 실제로 우리의 몸과 마음이 밀접하게 연결되어 있음을 의미한다.

생각의 힘이 생명을 바꾼다

특히 뇌에 부정적인 스트레스나 생각들이 가득 찬 노인들의 경우, 몸에서 생겨나는 불량 세포들을 시시각각 처리해야 하는 면역 세포들이 있는데, 몸의 스트레스를 해소하기 위한 방향으로 모든 세포들이 집중하는 동안, 이 불량 세포들을 정리해 내지 못하게 되어 결국은 몸의 어느 곳에서 암세포가 자라나게 되고, 장차 암 환자로 귀결될 수밖에 없는 가능성이 커진다. 그만큼 뇌가 느끼는 생각과 감정이 몸에 지대한 영향을 미친다는 것은 젊은 노인의 건강을 좌지우지할 만큼 중대한 진실이다.

유명한 말이 있다. "인생은 10%의 팩트와 90%의 해석이다." 비록 우리의 삶에 어려운 현실이 많을지라도 그것은 우리의 인생에 10%밖에 영향을 미치지 않는다고 생각해 보자. 나머지 90%는 우리가 그 사실을 어떻게 받아들이고 해석하느냐에 달려 있다. 해석이 인생의 90%라는 말은 곧 삶을 대하는 태도와 자세가 가장 중요한 요인이라는 것이다. 노인이 되면 힘이 없어지고, 팔다리가 쑤셔오고, 장기의 기능이 전과 같지 않다는 것. 이것은 당연한 팩트이다. 그러나 그 팩트가 삶의 자세와 태도를 규정하고, 속박할 이유는 될 수 없다. 오히려 노인이 되어서도 배우려 하고, 뭔가를 도전하려고 하는 긍정적인 삶의 태도를 갖는다면, 이는 뇌로 하여금 "조금 더 젊어져라. 노화의 속도를 늦춰라!"라는 자기 신호이자, 강력한 자극이 될 수 있을 것이다.

생각의 변화가 재생을 이끈다

HEMR의 네 번째 항목인 재생 능력과 치료 효과 R: Regenerative Potential 는 단순히 의학적인 개입을 의미하지 않는다. 우리의 뇌와 세포가 스스로를 복구하고 재생하도록 유도하는 내면의 힘이야말로 진정한 재생 능력이다. 생각의 변화, 긍정적 해석, 삶에 대한 건강한 태도는 뇌에서부터 시작되어 세포로 전해지고, 그것은 곧 몸 전체의 회복력을 이끄는 신호가 된다. 몸의 재생은 단순한 약물이나 시술로만 완성되지 않는다. 진정한 회복은 바로 마음과 생각에서 비롯된다.

42

중성으로 변해가는 노년의 지혜, 부부가 동반자가 되는 시간, 호르몬
부부가 함께하는 건강한 노년

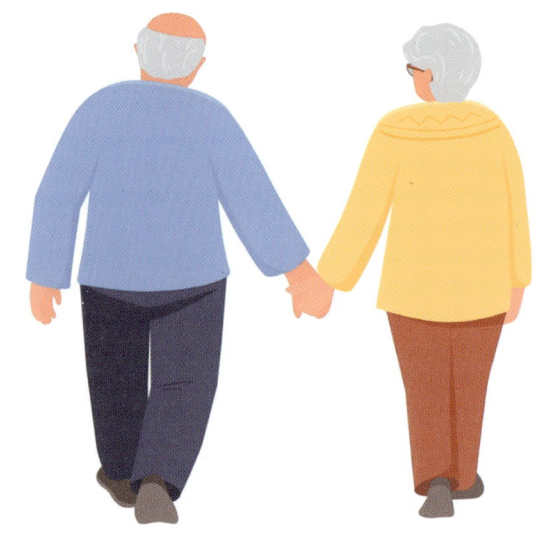

황혼기의 갈등은 호르몬의 변화로부터 시작된다

최근 방영되는 드라마나 예능을 보면 황혼기에 접어든 부부들이 겪는 갈등이 자주 등장한다. 은퇴 후 가정에 머무는 시간이 길어지면서, 남편은 사소한 일에도 쉽게 삐치고 아내는 자기주장이 강해지는 모습들이 그려진다. 남편이 예전과 달리 소심해지고, 아내는 독립적이고 강한 성격을 드러내면서 부부 사이에 불화가 생기고, 자녀들 역시 부모의 관계 변화를 지켜보며 혼란을 겪는다. 이는 단순히 생활 변화 때문이 아니라, 남성과 여성 모두 나이가 들면서 겪는 호르몬 변화가 가져오는 생리적, 심리적 변화로 인한 것이다.

자연 속에서도 관찰되는 중년의 변화

이와 같은 모습은 아프리카 세렝게티 평원의 사자 무리에서도 유사하게 발견된다. 젊고 강했던 아비 사자는 시간이 지나며 점점 무리에서 물러나고, 어미 사자는 새끼들을 돌보며 생존의 기술을 전수하는 데 집중하게 된다. 자연의 질서 속에서 사자들은 나이가 들며 새로운 역할을 받아들이고, 다른 관계를 형성해 간다. 이처럼 인간 역시 나이 들면서 신체적·생리적 변화가 일어나고, 가족 내 역할이 재편성된다. 호르몬의 변화는 단순히 개인적인 문제가 아닌, 새로운 관계를 정립할 필요성을 제기하는 자연의 요청이기도 하다.

남성과 여성, 호르몬에 따라 달라지는 감정과 역할

여성은 폐경과 함께 에스트로겐 수치가 급격히 줄어들면서 감정적 안정감이 떨어지고, 스스로의 주장을 더 강하게 표현하는 경향이 생긴다. 반면, 남성은 테스토스테론 수치가 서서히 감소하면서 예전보다 감정적으로 민감해지고, 작은 일에도 상처받는 모습을 보인다. 이러한 생리적 변화는 부부가 서로에 대한 기대와 관계 방식을 새롭게 설정할 필요성이라 할 수 있다. 새로운 관계 정립이 이루어지지 않으면, 서로에 대한 이해 부족으로 갈등이 생길 수 있다. 황혼기 부부의 이혼이나 별거 사례가 늘어나는 것도 이러한 생리적 변화를 고려하지 못한 결과일 수 있다.

가족과 사회 안에서 다시 정립되는 역할

호르몬 변화는 부부 관계에만 영향을 미치는 것이 아니라, 사회적 관계의 변화도 불러일으킨다. 은퇴 후 남성들은 가정 중심의 생활에 적응하기 어려워하고, 여성들은 사회 활동이나 취미를 통해 자신의 공간을 찾으려는 경향이 강해진다. 이는 전통적인 남성성과 여성성의 틀에서 벗어나, 상호 존중과 배려를 중심으로 한 새로운 가족 관계를 정립할 필요성을 더욱 절실하게 만든다. 가족 안에서만이 아니라, 각자가 사회에서 새로운 역할을 찾고 의미를 부여해야 한다는 시대적 요청이기도 하다.

신체 변화에 맞는 실질적인 건강 관리

이처럼 중년 이후의 호르몬 변화는 신체적, 심리적 변화로 이어지기 때문에 그에 맞춘 건강 관리가 중요하다. 여성은 폐경 후 에스트로겐 감소로 인해 골밀도가 낮아지므로 골다공증 예방을 위해 칼슘과 비타민 D 보충이 필요하다. 이를 위해 유제품, 뼈째 먹는 생선, 잎채소 등의 식품 섭취를 권장하며, 햇볕을 충분히 쬐어 비타민 D를 활성화하는 것도 중요하다. 아울러 근력 운동을 통해 근육을 유지하고 골격을 튼튼하게 하는 것이 도움이 된다.

남성은 테스토스테론 감소로 인해 근육량이 줄고 활력이 떨어질 수 있다. 이를 보완하기 위해 규칙적인 유산소 운동과 근력 운동을 병행하여 심폐 건강을 유지하는 것이 좋다. 단백질이 풍부한 식사를 통해 근육 손실을 방지하고, 적절한 휴식을 통해 신체 에너지를 관리해야 한다. 또한 감정적으로도 민감해질 수 있으므로, 취미 생활이나 사회적 교류를 통해 스트레스를 완화하고 심리적 안정감을 유지할 필요가 있다.

함께하는 운동과 활동이 회복을 돕는다

부부가 함께 건강 관리를 실천하면 서로의 변화를 이해하고 격려할 수 있어 관계를 더욱 돈독히 할 수 있다. 중년 이후에 호르몬 변화로 생긴 신체적 변화를 건강하게 수용하고 서로의 관계를 강화하기 위한 몇 가지 운동과 활동들을 소개한다.

걷기는 남녀 모두에게 좋은 유산소 운동으로, 혈액순환을 개선하고 스트레스를 줄이는 데 도움이 된다. 하루에 30분에서 1시간 정도 가볍게 걷거나 주말에 근교 산책로에서 하이킹을 즐기면서 대화를 나누는 것은 심신의 건강을 모두 챙길 수 있는 좋은 방법이다. 함께 자연을 즐기며 호흡을 맞추는 시간이 관계의 긍정적인 변화를 돕는다.

요가나 스트레칭은 신체의 유연성을 유지하고 근육 긴장을 완화하는 데 매우 효과적이다. 특히 부부가 함께 가정에서 간단한 스트레칭을 함께 할 경우, 상대방의 존재를 더 깊이 느끼며 집중할 수 있다. 최근 중년 부부 사이에서 인기를 얻고 있는 댄스 운동은 심박수를 올려 심폐 건강에 좋고, 리듬에 맞춰 몸을 움직이면서 스트레스를 줄일 수 있다. 탱고, 살사, 볼룸 댄스 같은 춤을 배우면서 서로의 리드와 팔로우를 경험하면 신뢰와 친밀감을 높이는 데도 도움이 된다. 또한 운동을 하면서 소통이 자연스럽게 이루어지기 때문에 감정적 유대감을 강화할 수 있다.

재생 능력의 핵심, 서로를 회복시키는 관계

서로의 신체적 변화와 감정적 변화를 이해하고 받아들이는 과정은 황혼기 부부가 갈등을 줄이고, 서로의 존재를 더 깊이 이해할 수 있는 기회가 될 수 있다. 이는 단순한 관계의 유지가 아니라, HEMR의 R 항목인 재생 능력과 치료 효과를 삶 속에서 실현하는 일이기도 하다. 몸이 재생되는 과정은 외부 치료뿐 아니라, 신뢰와 배려가 깃든 인간관계를 통해 더욱 강력하게 일어난다. 부부가 서로를 이해하고 지지한다면, 단지 노화를 견디는 것이 아니라, 함께 재생하며 더욱 깊은 친밀한 관계를 경험하게 될 것이다.

43
노쇠를 막는 길, 건강한 노년을 위한 작은 실천들
노쇠 예방을 위한 실천법

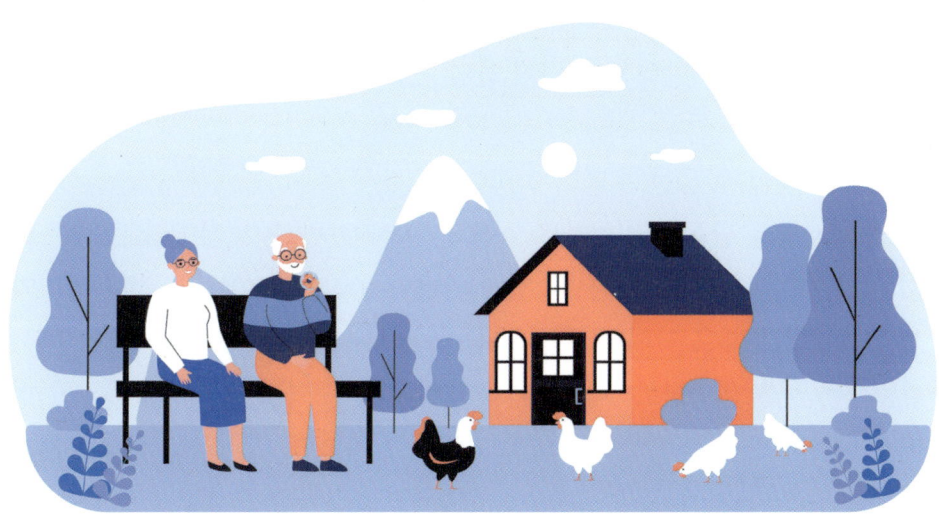

노년의 행복을 좌우하는 조건, 건강한 일상

노년의 행복을 결정짓는 핵심은 무엇일까? 많은 요소가 있을 수 있지만, 그중에서도 가장 중요한 것은 바로 건강이다. 건강은 노인의 일상 활동을 가능하게 하고, 이를 통해 인간관계, 경제적 자립, 삶의 의미까지 유지할 수 있는 기반이 된다. 반대로 건강을 잃으면 이 모든 요소가 흔들리며 삶의 질도 급격히 저하된다.

일상생활 능력과 자존감의 상관관계

노인의 건강은 단순히 병에 걸리지 않는 상태를 넘어, 일상생활을 스스로 꾸려갈 수 있는 신체적, 정신적 역량을 포함한다. 특히 일상생활동작(ADL: Activities of Daily Living) 능력은 노인의 건강 상태를 가늠하는 중요한 척도다. 식사, 목욕, 옷 입기, 화장실 사용과 같은 기본 활동이 가능한 노인은 자존감을 유지하며 가족과 사회 속에서 긍정적인 관계를 형성할 가능성이 높다. 반면, 이러한 활동이 어려워지면 우울증, 고립감, 경제적 부담과 같은 문제로 이어지며 노인의 삶 전반에 악영향을 미친다.

노쇠는 피할 수 없는 운명이 아니다

노인의 일상 활동을 위협하는 가장 큰 문제는 바로 '노쇠(Frailty)'다. 노쇠는 단순히 나이가 들어 자연스럽게 나타나는 상태가 아니라, 건강 관리와 생활 습관의 부재로 인해 신체적, 정신적, 사회적 기능이 저하되며 회복력이 감소하는 것을 의미한다. 이는 신체적, 인지적, 사회적 영역에서 다양한 형태로 나타나며, 이를 단순한 노화로 간주해 방치하면 더 심각한 건강 문제로 이어질 수 있다.

신체적 · 인지적 · 사회적 노쇠의 특징

신체적 노쇠는 근감소증, 체중 감소, 피로감, 보행 속도 저하, 신체 활동 감소로 드러난다. 예를 들어 집 안 청소나 짧은 산책조차 버거워지는 경우가 이에 해당한다. 인지적 노쇠는 기억력과 인지 능력의 저하로 인해 일상적인 의사결정조차 어렵게 만든다. 약 복용 시간을 잊거나 단순한 계산이 힘들어지는 사례도 있다. 사회적 노쇠는 고립감과 관계 단절로 이어져 정서적 우울을 유발하며, 삶에 대한 의욕을 떨어뜨린다.

전노쇠 단계의 중요성

노쇠는 복합적인 상태로, 전노쇠(Pre-frailty) 단계에서 이를 인지하고 개입하면 회복 가능성이 매우 높다. 이 시기에는 식생활, 운동, 정서적 지지 등 일상적인 실천만으로도 충분히 기능 회복이 가능하다. 그러나 이를 위해서는 가족과 의료진의 세심한 관찰과 조기 진단이 반드시 필요하다. 현재 한국에서는 65세 이상 노인의 약 40%가 전노쇠 상태이며, 10%는 이미 노쇠 상태로 진입한 것으로 나타난다. 이는 절반 가까운 노인이 일상생활 능력 상실 위험에 직면해 있음을 의미한다.

다각적 접근이 필요한 예방 전략

노쇠는 불가피한 노화의 일부가 아니다. 예방하거나 지연시키기 위해서는 신체적, 인지적, 사회적 측면을 모두 고려한 다각적 접근이 필요하다. 특히 의료진의 역할은 단순히 질병 치료를 넘어 노인의 전반적인 기능 회복과 유지에 초점을 맞춰야 한다.

세계 각국의 노쇠 예방 사례

일본에서는 지역 사회 기반의 운동 프로그램인 '코그니사이즈(Cognicise)'를 통해 인지와 운동을 동시에 자극하는 활동을 정기적으로 운영하고 있다. 이는 보행 속도와 기억력을 동시에 개선한 긍정적 사례로 평가받고 있다.

덴마크에서는 저소득층 노인에게 단백질 보충제를 지원하는 정부 주도 프로그램을 운영하며, 근감소증을 방지하기 위한 영양 중심의 정책을 추진 중이다. 단백질은 노쇠 예방의 핵심 영양소이며, 육류, 콩류, 유제품 등의 섭취가 강조된다.

한국에서도 '건강백세운동교실'과 같은 공공 프로그램이 활성화되어 있으며, 지방 자치 단체들은 건강과 영양, 사회적 관계 형성을 통합적으로 도모하는 활동들을 펼치고 있다.

일상 속에서 실천하는 노쇠 예방

노쇠 예방의 핵심은 지속적인 신체 활동과 균형 잡힌 영양 섭취다. 근육량 유지를 위해 단백질 섭취를 늘리고, 걷기와 같은 유산소 운동을 규칙적으로 실천하는 것이 기본이다. 이와 함께 취미 활동, 자원봉사, 소규모 모임 등 사회적 관계를 지속적으로 유지해 나가는 것도 매우 중요하다. 이러한 활동은 단순한 즐거움을 넘어서 인지 기능과 감정 조절, 정체성 유지에 긍정적인 영향을 준다.

노쇠 예방은 재생 능력의 시작이다

HEMR 모델의 R 항목인 재생 능력 및 치료 효과는 외부 자극에 대한 단순한 반응이 아니라, 몸과 마음이 스스로 회복하고 기능을 유지해 나가는 능력을 포함한다. 노쇠 예방은 바로 이 '재생'의 실천이다. 작은 실천 하나하나가 회복력을 끌어올리고, 나아가 노년의 삶을 더 오래, 더 건강하게 지속시켜 주는 열쇠가 된다. 노쇠는 극복할 수 있는 현실이며, 이는 곧 재생 가능성과 회복 탄력성을 의미한다. 건강한 노년은 선택과 실천에서부터 시작된다.

잠의 십계명, 노화의 속도를 늦추는 힘의 원천

수면이 노화를 늦춘다

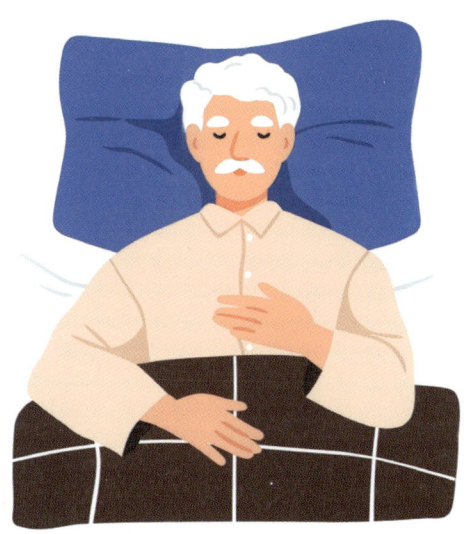

잠은 몸과 마음의 회복 시간

잠은 우리 몸이 건강을 유지하고 노화를 늦추는 데 있어 핵심적인 역할을 한다. 이는 단순히 눈을 감고 쉬는 시간이 아니라, 신체와 뇌가 회복하고 재충전하며 미래를 준비하는 과정이다. 그러나 나이가 들수록 수면의 질이 낮아지고 수면 시간이 줄어드는 경향이 있다. 그 결과, 노인들은 수면 부족으로 인해 다양한 건강 문제에 직면할 가능성이 높다. 이를 해결하기 위해서는 수면의 본질과 기능을 제대로 이해하는 것이 우선이다.

1. 수면 부족은 염증을 키운다
수면 부족은 체내 염증 반응을 증폭시켜 만성 질환의 위험을 높인다. 하루 5시간 이하로 자는 노인들은 당뇨병, 암 등 염증 관련 질병에 걸릴 확률이 높아진다. 이는 수면 중 회복 기작이 제대로 작동하지 않기 때문이다.

2. 멜라토닌과 깊은 잠의 관계
노화로 인해 시상하부 기능이 약화되고, 멜라토닌 분비가 줄어 수면 주기가 교란된다. 멜라토닌은 깊은 수면을 유도하는 핵심 호르몬으로, 저녁에는 따뜻한 조명을 사용하고 필요시 멜라토닌 보충제를 활용하는 것이 도움 된다.

3. 수면은 정서적 회복의 시간
수면은 단지 몸을 쉬게 하는 것이 아니라 정서적 안정과도 깊은 관련이 있다. 충분한 수면은 스트레스 대응 능력을 높이고, 반대로 수면 부족은 코르티솔 수치를 높여 불안과 우울을 유발할 수 있다.

4. 수면과 체중 관리의 연결고리
잠이 부족하면 식욕 조절 호르몬인 렙틴과 그렐린의 균형이 깨지며, 과식으로 인해 체중 증가로 이어질 수 있다. 노년기 체중 관리를 위해서라도 양질의 수면은 중요하다.

5. 낮 운동이 밤 수면을 돕는다
낮에 규칙적인 운동은 체온을 높이고, 그 반동으로 잠자기 전 체온이 자연스럽게 떨어지면서 수면 호르몬이 분비된다. 산책이나 가벼운 스트레칭을 권장하고, 늦은 밤 운동은 피해야 한다.

6. 수면 부족과 심혈관 질환

불규칙한 수면은 혈압 변동을 야기해 고혈압, 심근경색, 심부전 등 심혈관 질환의 위험을 높인다. 특히 노년기에는 수면 패턴의 안정성을 유지하는 것이 심장 건강에 직결된다.

7. 통증과 불편함을 먼저 해결해야 한다

수면을 방해하는 관절염이나 척추 질환이 있다면 의료진의 조언을 받아 통증을 조절해야 한다. 또한, 본인에게 맞는 침구를 사용하는 것도 수면 질에 영향을 미친다.

8. 기술을 활용한 수면 관리

스마트워치나 수면 추적 앱을 활용하면 자신의 수면 패턴을 구체적으로 파악할 수 있다. 이 정보는 전문가와의 상담에서 유익한 자료가 될 수 있다.

9. 생활 리듬의 복원으로 밤낮을 되돌리기

노인들이 자주 겪는 '밤낮이 바뀌는' 현상은 일정한 식사 시간과 아침 햇빛 노출로 개선할 수 있다. 햇빛은 생체 시계를 조율하는 중요한 신호로 작용해 수면-각성 리듬을 안정화시킨다.

10. 수면 부족은 낙상 위험을 높인다

잠이 부족하면 반사 신경과 균형 감각이 저하되어 낙상 위험이 증가한다. 이는 노년기의 독립성과 삶의 질에 직접적인 영향을 미치므로 반드시 개선되어야 한다.

잠은 재생의 시간이다

잠은 단순히 하루를 마감하는 것이 아니다. 이는 신체와 뇌를 재정비하고, 재생과 회복을 가능하게 하는 '젊음의 시간'이다. 성경에서도 "여호와께

서 사랑하는 자에게 잠을 주신다"고 말씀하셨듯, 잠은 신적 축복이자 삶의 생명력을 회복하는 통로다.

잠은 재생 능력의 근원이다

HEMR 모델의 R 항목인 재생 능력과 치료 효과는 바로 이러한 수면의 기능과 맞닿아 있다. 수면은 약물이나 시술 없이도 우리 몸이 스스로를 복원하는 가장 근본적이고 강력한 방법이다. 수면의 질을 개선하는 것은 단순한 습관 개선이 아니라, 회복력과 장기적인 건강을 위한 필수 전략이다. 오늘 밤, 더 나은 잠을 준비하는 것에서 건강한 미래는 시작된다.

45

고통 너머의 의미, 육체와 정신의 통합적 치유
몸과 마음의 치유

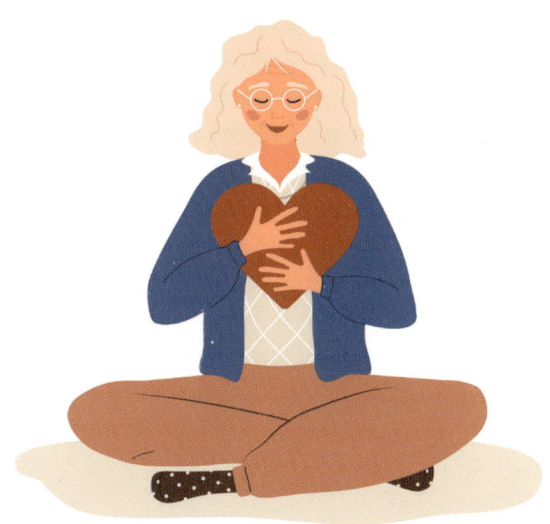

몸의 고통에 감춰진 이야기

몇 해 전, 허리 통증과 다리 저림을 호소하며 병원을 찾은 한 60대 여성이 있었다. 처음에는 일반적인 근골격계 문제라고 생각했지만, 이야기를 나누다 보니 단순한 통증 그 이상이라는 것을 알 수 있었다. 젊은 시절, 그녀는 가족 중 중대한 질병으로 오랜 간병 생활을 한 경험이 있었다. 특히 아이가 투병 중일 때, 자신의 왼쪽 허벅지를 아이의 머리 받침으로 삼고 하루 종일 곁을 지키며 허리를 펴지도 못한 채 긴 시간을 버텼다고 했다.

30여 년이 지난 지금, 허리는 여전히 굽어 있었고, 왼쪽 허벅지의 통증도 계속되고 있었다. 영상 검사 결과 척추나 관절에는 특별한 문제가 없었다. 그러나 그 통증은 일상의 불편을 넘어선 깊은 의미를 지니고 있었다. 그녀는 "내 다리의 아픔이 그 시절의 기억이고, 그 아이와 나 사이의 마지막 연결고리"라고 말했다. 그 통증은 단순한 신체적 증상이 아니라, 마음 깊은 곳의 죄책감과 미안함이 만들어낸 정서적 상처였다.

마음과 몸은 연결되어 있다

이처럼 단순한 통증 뒤에 숨겨진 정서적 배경은 생각보다 흔하다. 심리적 요인과 신체적 증상이 연결되어 나타나는 현상을 가리켜 '사이코소마틱스(psychosomatics)'라고 한다. 인간의 신체는 감정의 영향을 받는다. 장기간 지속된 스트레스, 슬픔, 불안은 신체의 특정 부위에 통증으로 나타날 수 있다. 근육이 긴장하거나, 특정 자세를 무의식적으로 반복하며 통증이 고착되는 경우도 있다.

단순한 물리치료나 약물치료로 증상이 개선되지 않는 경우, 그 원인이 마음의 깊은 곳에 있을 수 있다. 이러한 통증은 시간이 지나면서 점차 만성화되며, 환자 스스로도 원인을 인식하지 못한 채 오랜 시간 고통을 안고 살아가게 된다.

정서적 치유 없이는 회복도 어렵다

이 여성의 경우에도 중요한 것은 '괜찮습니다'라는 진단이 아니었다. 오히려 그녀가 자신의 감정을 충분히 표현할 수 있는 공간과 공감이 필요했다.

이야기를 들으며, 마음속 깊은 상처가 얼마나 오래 남아 있었는지를 알 수 있었다. 그녀에게 필요한 치료는 근육 마사지나 약 처방이 아니라, 자신의 감정을 인정하고 정리해 나갈 수 있도록 돕는 정서적 지지였다.

심리 상담을 병행하면서 그녀는 자신이 그 시절 충분히 최선을 다했고, 지금도 그 기억이 귀하고 의미 있는 것임을 깨달아가기 시작했다. 정서적 해방은 곧 신체적 긴장을 완화시켰고, 시간이 지날수록 통증도 눈에 띄게 줄어들었다.

노년의 통증, 단순한 퇴행이 아니다

노화로 인한 신체적 통증은 피할 수 없는 일처럼 여겨지기도 하지만, 실제로는 정신적 요인이 함께 작용하는 경우가 많다. 외로움, 상실, 죄책감, 억눌린 감정 등이 통증의 민감도를 높이고, 회복력을 떨어뜨린다. 따라서 노년기에 접어든 사람들에게는 단순한 신체 관리뿐만 아니라 정서적인 돌봄이 동반되어야 한다.

정신적 안정을 유지하는 사람일수록 면역력이 높고 회복 속도도 빠르다. 긍정적인 감정은 몸의 염증을 줄이고 호르몬의 균형을 유지하는 데 도움을 준다. 반면, 마음속 상처를 방치하면 그것이 질병의 형태로 나타날 수 있다.

통합적 치유가 진짜 치료다

이야기 속 여성처럼, 많은 이들이 본인의 신체적 고통 뒤에 감정적 기억이 자리하고 있다는 사실을 인지하지 못한 채 살아간다. 그러나 진정한 치유란 단순히 병의 증상만을 없애는 것이 아니라, 그 사람의 삶 전체를 돌아보고, 고통의 의미를 함께 들여다보는 것이다. 감정의 흐름을 인정하고, 정서적 치유를 통해 신체를 회복시키는 길은 이제 많은 전문가들이 강조하는 통합 치료의 중심이 되고 있다.

마음이 회복되면 몸도 재생된다

HEMR 방정식의 네 번째 항목인 재생 능력과 치료 효과(R: Regenerative Potential)는 이처럼 단순한 약물이나 시술이 아닌, 몸과 마음의 회복력을 함께 다루는 것이다. 육체적 회복의 배후에는 정신적 안정과 감정의 해소가 반드시 병행되어야 하며, 이는 재생 능력을 자극하는 가장 자연스럽고 근본적인 방법이다. 마음이 회복될 때, 몸은 그 신호를 받아들이고 비로소 진정한 치유를 시작할 수 있다.

46
몸과 마음의 대화,
사촌이 땅을 사면 배가 아프다?
감정이 건강에 미치는 영향

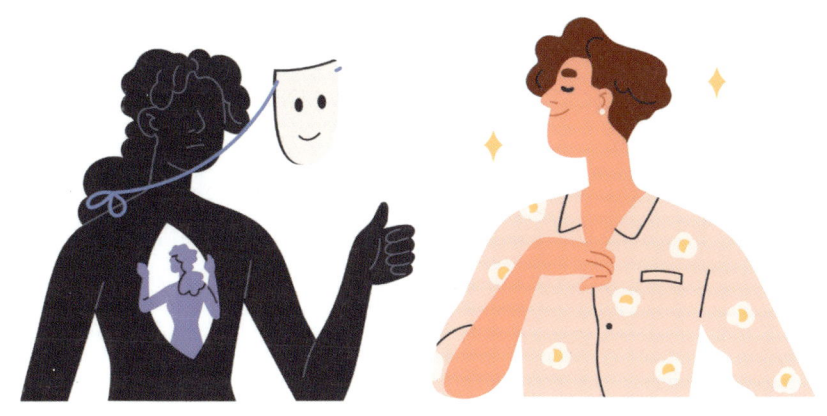

몸과 마음은 하나다

'사촌이 땅을 사면 배가 아프다'는 속담은 단순한 말장난이 아니다. 질투라는 심리 상태가 실제 복통이라는 신체적 반응으로 나타날 수 있다는 것이다. 우리는 종종 몸과 마음을 별개의 존재로 여기지만, 실제로 두 영역은 긴밀히 연결되어 있다. 정신은 육체에 영향을 주고, 육체는 정신의 상태에 따라 반응한다. 현대 의학은 이러한 연결성을 '사이코소마틱스(psychosomatics)'라는 개념으로 설명한다. 신체 증상이 단순한 기질적 질환 때문만이 아니라, 심리적 원인에서 비롯될 수 있다는 것이다.

스트레스가 병을 만든다

불면증을 예로 들면 이해가 쉽다. 스트레스가 심한 날이면 잠이 잘 오지 않는다. 이로 인해 집중력과 신체 활동이 저하되고, 다음 날에도 여전히 피곤함이 남는다. 마찬가지로 극심한 스트레스는 위장 기능을 방해해 체하거나 소화 불량을 유발하기도 한다. 실제로 전통적인 가족 구조 속에서 시댁과의 갈등으로 스트레스를 받은 여성들이 위장 장애를 겪는 사례도 많았다. 이처럼 마음이 아프면 몸도 병든다.

보이지 않는 통증, 사이코소마틱 질환

사이코소마틱 질환의 대표적인 예는 기능성 위장 장애다. 검사상 특별한 이상이 없지만, 스트레스로 인해 지속적인 소화불량이나 복통을 호소한다. 또 다른 예는 만성 두통과 목 통증이다. MRI나 CT에서 뚜렷한 문제가 발견되지 않아도 실제 증상은 존재하고, 고통을 호소하는 환자도 많다.

이러한 질환에는 이득 구조가 얽혀 있는 경우도 있다. 일차 이득은 심리적 갈등에서 벗어나기 위한 무의식적 방법으로 신체 증상을 만들어내는 경우다. 예를 들어 스트레스 상황에서 두통이 생기면, 갈등을 직접 마주하지 않고도 회피할 수 있게 된다. 이차 이득은 주변의 관심과 배려를 받는 방식이다. 신체 증상이 도움을 받기 위한 무의식적 도구로 작용할 수 있다. 삼차 이득은 제3자가 환자의 질병을 통해 이득을 얻는 경우다. 이는 가족이나 의료 제공자 등 주변인이 환자의 질병을 통해 특정 역할이나 이익을 얻는 형태로 나타난다. 이 모든 구조는 환자가 증상에서 벗어나기 어렵게 만들며, 단순한 약물 치료로는 해결이 불가능한 복합적인 문제다.

통합적 접근이 필요한 이유

환자의 심리 상태와 환경을 이해하고, 신체와 감정이 서로 영향을 주는 구조를 인식하는 것이 치료의 핵심이다. 예를 들어 가족 간의 갈등으로 인해 근육 긴장을 유발하거나 통증을 호소하는 환자들은, 실제로 스트레스를 회피하거나 관심을 받고자 이러한 무의식적 표현을 드러낼 수 있다. 따라서 단순히 증상만을 치료하기보다는, 환자의 감정을 이해하고 대화를 통해 해소해 나가는 통합적 접근이 필요하다. 심리 상담을 통해 억눌린 감정을 해소하면, 두통이나 위장 장애 같은 신체 증상이 자연스럽게 완화되는 사례도 있다. 이는 사이코소마틱스 치료의 실제적이고 의미 있는 성과다.

노년기에는 더욱 중요하다

특히 나이가 들수록 정신적, 심리적 건강의 중요성은 더욱 커진다. 신체가 약해질 뿐 아니라, 외로움, 상실, 불안감 등이 건강에 영향을 미칠 수 있기 때문이다. 이러한 감정적 요인을 단순히 나이 탓으로 치부하지 말고, 정서적 지지와 관심을 함께 제공해야 한다. 감정은 병의 뿌리가 될 수 있고, 반대로 치유의 시작점이 되기도 한다.

재생 능력은 몸과 마음의 대화로부터

HEMR 모델의 R 항목인 재생 능력과 치료 효과(Regenerative Potential)는 단순한 약물이나 시술을 넘어서야 한다. 몸의 회복력은 마음의 평안과 정서적 안정에서 시작되며, 정신과 육체가 균형을 이루는 통합적 건강이 진정한 회복으로 이어진다. 육체가 아프면 마음을 살피고, 마음이 아프면 몸을 돌아보는 통찰이야말로 진짜 재생 능력의 시작이다. 우리는 몸과 마음, 영혼이 대화하며 살아가는 존재다. 이 세 가지가 조화를 이루는 삶이야말로 건강하고 회복력 있는 삶의 기반이다.

47

부정적인 마음이 암을 키운다
스트레스가 질병을 유발한다

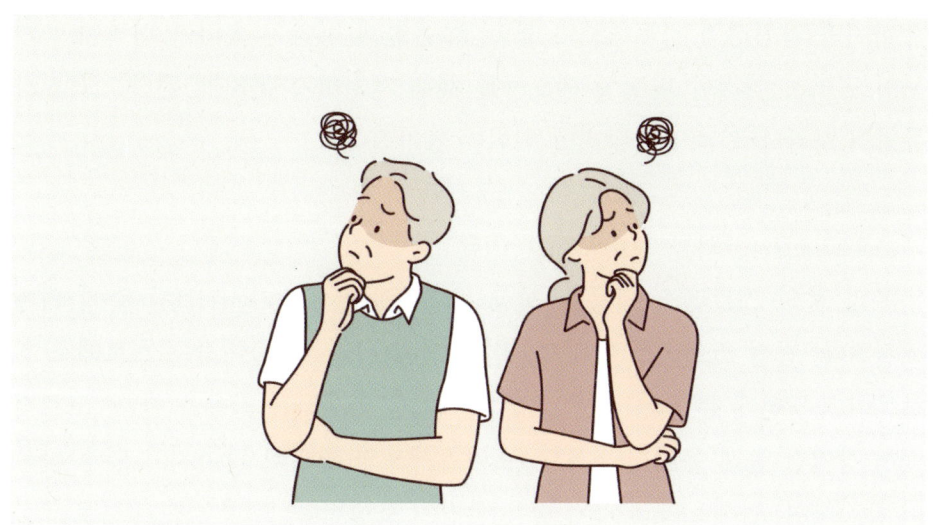

암의 본질과 마음의 연관성

암(cancer)이라는 단어는 그리스어 'karkinos'에서 유래했다. 이는 '게(crab)'를 뜻하며, 고대 의사 히포크라테스는 암세포가 퍼져나가는 모습이 게의 다리처럼 사방으로 뻗는 것과 닮았다고 보았다. 실제로 암세포는 정상 세포와 달리 무질서하게 증식하고, 주변 조직을 침범하며 다른 장기로 전이되는 특징을 보인다. 그렇다면 암은 단순히 신체적인 문제에 불과할까?

오늘날 수많은 연구들이 암의 발생이 정신 건강, 즉 '마음'과 밀접하게 연결되어 있음을 밝혀내고 있다. 우리 몸은 매일 약 1,000개의 비정상적인 세포를 생성하지만 대부분은 면역계에 의해 제거된다. 이 면역계의 핵심에는 백혈구, 특히 자연살해세포(NK세포)와 T세포가 있다. NK세포는 비정상 세포를 즉각적으로 제거하는 역할을 하고, T세포는 암세포의 특정 항원을 인식하여 정확하게 공격한다.

하지만 만성적인 스트레스와 불안, 우울한 감정이 지속되면 면역계의 기능이 떨어져 이러한 비정상 세포들을 제때 제거하지 못하게 된다. 그 결과 종양이 자라나고 암으로 발전할 위험이 높아진다.

스트레스가 면역을 약화시키는 이유

우리 몸의 스트레스 반응은 시상하부-뇌하수체-부신(HPA) 축에 의해 조절된다. 만성 스트레스가 지속되면 부신에서 코르티솔이라는 스트레스 호르몬이 과도하게 분비되고, 이는 면역 기능을 억제하는 작용을 한다. 코르티솔이 장기간 높게 유지되면 NK세포와 T세포의 활성이 낮아지고 염증 반응이 증가하여, 암세포가 자라기 좋은 환경이 조성된다. 또한 스트레스는 교감신경계를 과도하게 활성화시켜 아드레날린과 노르아드레날린 분비를 증가시키는데, 이것이 암세포의 성장과 전이를 촉진하는 요인이 되기도 한다.

실제 사례가 보여주는 스트레스와 암의 연결

실제로 암 진단을 받은 환자들 중에는 발병 수년 전부터 극심한 스트레스나 정서적 충격을 경험한 경우가 많다. 50대 후반 여성 A씨는 남편의 갑작스러운 죽음을 겪은 후 깊은 우울증에 빠졌고, 불면과 식욕 저하, 극도의 무기력감 속에서 몇 년을 지냈다. 결국 유방암 진단을 받았고, 의료진은 그녀의 심리적 상태와 면역 저하가 주요 요인이 되었을 가능성을 지적했다.

또한 60대 남성 B씨는 직장에서의 끝없는 경쟁, 경제적 부담 속에서 오랜 시간 살아왔고, 스트레스를 견디기 위해 음주와 흡연에 의존했다. 그는 결국 위암 진단을 받았고, 만성적인 스트레스와 생활 습관이 암 발생의 주요 원인이 되었다는 평가를 받았다.

연구 결과에 따르면, 심한 우울증을 겪는 사람들은 그렇지 않은 사람들보다 암 발생률이 높고, 암 치료 후에도 심리적 안정과 긍정적인 태도를 유지하는 사람들은 생존율이 더 높다. 이는 정신적인 요인이 단순한 추측이 아닌 면역학적, 신경내분비학적 경로를 통해 과학적으로 설명될 수 있다는 사실이다.

마음을 편히 가지라는 말의 진짜 의미

정신 건강이 암 예방과 치료에 영향을 미친다고 해서, 단순히 '마음을 편히 가지라'는 조언만으로는 충분하지 않다. 스트레스는 누구에게나 피할 수 없는 삶의 일부이며, 적절한 스트레스는 오히려 집중력과 경계심을 유지하게 해주는 유익한 자극이 되기도 한다. 중요한 것은 이 스트레스를 어떻게 관리하느냐이다.

명상과 기도, 심리 상담, 규칙적인 운동, 충분한 수면은 스트레스를 조절하고 면역 기능을 회복하는 데 도움을 준다. 특히 가족이나 친구와의 관계처럼 사회적 지지망이 탄탄한 사람들은 그렇지 않은 사람들보다 암 생존율이 높다는 연구 결과도 있다.

생활 습관이 만드는 면역력

암 예방에 도움이 되는 건강한 생활 습관은 다음과 같다.

첫째, **규칙적인 유산소 운동**은 혈액순환을 원활하게 하고 NK세포의 활성을 높여 면역력을 강화한다.

둘째, **항산화 식단**은 매우 중요하다. 채소와 생선, 견과류 중심의 지중해식 식단은 염증을 줄이고 면역 기능을 개선한다.

셋째, **충분한 수면**은 하루 평균 7~8시간이 권장되며, 수면 중 면역세포가 활발하게 작동한다.

넷째, **스트레스 관리**는 핵심이다. 요가, 심호흡, 명상, 걷기 등의 활동은 코르티솔 수치를 낮추는 데 효과적이다.

다섯째, **장 건강 유지**도 중요하다. 김치, 된장, 요거트 등 발효 식품은 장내 미생물 균형을 회복하고 면역력을 높이는 데 도움이 된다.

여섯째, **금연과 절주**는 반드시 지켜야 할 수칙이다. 흡연은 면역 억제와 발암물질 축적을 초래하며, 음주는 간 기능 저하로 이어져 면역 저하를 유발한다.

진정한 회복은 몸과 마음, 영혼의 조화로부터

암은 단순히 육체적 병이 아니라, 정신적·정서적·사회적 요인이 복합적으로 얽혀 있는 질병이다. 단지 병원에 가서 검진을 받고 약을 먹는 것만으로는 완전한 예방이나 치유가 어렵다. 마음의 평안을 유지하고, 스트레스를 건강하게 해소하며, 신체적 습관까지 균형 있게 조절하는 것이 암을 이겨내는 데 결정적인 역할을 한다.

'몸은 정신이 지배하고, 정신은 믿음이 지배한다'라는 말이 있다. 이 말뜻을 적용하면 암을 비롯한 질병의 예방과 치유에서 단순히 육체적 관점뿐만 아니라, 전인적인 접근의 필요성 역시 강조된다.

재생 능력은 삶의 조화에서 시작된다

HEMR 모델의 R 항목인 재생 능력과 치료 효과(Regenerative Potential)은 단순히 의료 기술이나 약물 치료에만 의존하는 것이 아니다. 삶 전체의 균형, 즉 마음, 몸, 관계, 믿음이 조화를 이룰 때 비로소 진정한 재생이 시작된다. 긍정적인 감정은 면역계를 활성화시키고, 좋은 관계와 생활 습관은 우리 몸의 회복 시스템을 작동하게 한다. 몸과 마음, 영혼이 연결되어 있을 때, 우리는 더 강한 생명력과 치유의 가능성을 품게 된다.

48

줄기세포, 몸속에 숨겨진 다이아몬드
줄기세포 치료의 미래

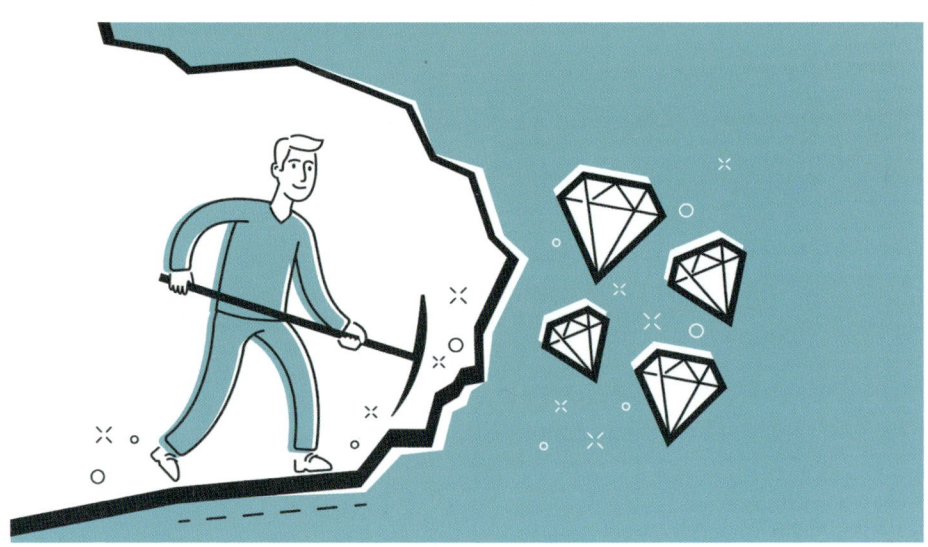

몸속에 존재하는 자연 치유 공장

산에서 다이아몬드가 발견되면 그 산의 가치는 단숨에 상승한다. 금이 나오면 금 광산으로 불리며, 사람들은 이를 탐내고 보호하려 한다. 우리 몸에도 이와 비견될 만큼 가치 있는 것이 존재한다. 바로 줄기세포다.

줄기세포는 손상된 조직을 스스로 복구하는 능력을 지닌 미분화 세포다. 미분화라는 것은 아직 자신이 무엇이 될지, 정체성이 드러나지 않은 어린 세포라는 뜻이다. 그만큼 다양한 세포로 분화할 수 있는 가능성을 가진 셈이다. 줄기세포는 마치 몸속에 내장된 '자연 치유 공장'과도 같다. 과거에는 몸이 노화하거나 질병에 걸리면 회복의 한계가 명확하다고 여겨졌지만, 오늘날 의학은 줄기세포를 활용해 그 한계를 극복하려는 시도를 이어가고 있다.

필자 역시 1990년대부터 줄기세포와 유전자 연구를 시작했지만, 줄기세포의 분화 능력과 가능성은 지금도 가늠하기 어려울 만큼 무궁무진하다.

줄기세포 치료의 실제 사례들

최근 70대 한 노인이 무릎 관절염으로 인해 계단을 오르내리는 것조차 힘들어하며 병원을 찾았다. 이미 여러 번 주사치료와 물리치료를 받았지만, 효과는 일시적이었다. 하지만 자신의 몸에서 추출한 줄기세포로 치료한 후, 몇 달 만에 다시 등산을 할 수 있게 되었다.

또한, 심근경색으로 심장 근육이 크게 손상된 50대 남성의 경우, 기존 치료로는 심장 기능을 온전히 회복하기 어려웠지만, 줄기세포 주입 후 심장 기능이 개선되며 일상생활을 무리 없이 수행할 수 있었다. 이처럼 줄기세포는 단순한 연구 단계를 넘어, 실제 임상에서 그 효과가 입증되고 있다.

줄기세포의 종류와 특징

줄기세포는 크게 배아줄기세포, 성체줄기세포, 유도만능줄기세포(iPSC)로 나뉜다. 배아줄기세포는 강력한 분화 능력을 지녔지만, 윤리적 문제로 인해 활용이 제한적이다. 유도만능줄기세포는 성인의 피부세포 등을 되돌려 줄기세포 상태로 만드는 방식이지만, 아직 안전성이 완전히 확보되지 않았다. 현재 가장 실용적으로 활용되는 것은 성체줄기세포이며, 그중에서도 골수 줄기세포가 주목받고 있다.

골수 줄기세포는 조혈모세포와 중간엽 줄기세포로 나뉜다. 조혈모세포는 혈액을 생성하며, 중간엽 줄기세포는 뼈, 연골, 근육, 신경 등 다양한 조직으로 분화할 수 있다. 특히 중간엽 줄기세포는 항염 작용과 면역 조절 기능, 탁월한 조직 재생 능력을 지니고 있어 관절염, 심장병, 신경 질환, 노화 방지 등 다양한 분야에서 활용된다.

재생 능력을 높이는 분자적 비밀

골수 줄기세포가 탁월한 재생 능력을 발휘하는 이유는 다양한 사이토카인과 성장인자를 분비하기 때문이다. 사이토카인은 세포 간 신호를 전달하는 단백질로, 염증을 조절하고 조직 재생을 돕는다. 인터루킨(IL-10), 종양괴사인자(TNF-α), 인터페론(IFN-γ) 등이 대표적이며, 면역 균형을 유지하고 손상된 조직을 보호하는 역할을 한다.

또한, 성장인자(예: VEGF, EGF, FGF 등)는 혈관 생성, 피부 및 연골 재생, 세포 활성도 향상 등에 관여한다. 이러한 분자들이 줄기세포 치료 효과를 극대화하며, 특히 노화로 인해 감소한 신체 기능을 회복시키는 데 큰 도움을 준다. 최근에는 골수 줄기세포 이식을 통해 노화 속도를 늦추고 수명을 연장할 가능성까지 제시되고 있다.

차세대 재생 기술, 엑소좀

최근 주목받는 요소 중 하나는 줄기세포에서 분비되는 엑소좀이다. 엑소좀은 나노 크기의 소포체로, 세포 간 정보를 전달하며 조직 재생과 항노화에 기여한다. 과거엔 단순한 세포 찌꺼기로 여겨졌지만, 현재는 줄기세포의 주요 효과를 매개하는 핵심 인자로 인식된다.

엑소좀은 세포 재생 촉진, 염증 억제, 콜라겐 합성 증가 등 다양한 기능을 수행하며, 특히 신경 보호 효과가 뛰어나 알츠하이머병, 파킨슨병과 같은 퇴행성 신경 질환 치료에도 활용 가능성이 높다.

줄기세포는 재생을 위한 창조주의 선물

줄기세포는 단순한 치료법이 아니라 인류가 건강하게 오래 사는 데 필요한 핵심 자원이다. 노화로 인해 줄어드는 줄기세포를 보충하면 신체 기능이 젊어지는 연구 결과도 보고되고 있다.

줄기세포는 창조주가 인류에게 주신 가장 위대한 선물 중 하나다. 이 선물을 어떻게 연구하고 활용하느냐에 따라 생명 과학의 진보는 물론, 생명 연장과 무병장수라는 인류의 꿈이 실현될 수 있다. 우리는 100세 시대를 넘어, 120세 시대를 건강하게 맞이할 수 있을지도 모른다. 그 열쇠는 줄기세포가 쥐고 있다.

HEMR과의 연결: Regenerative Potential

줄기세포는 HEMR 모델의 네 번째 요소인 R(Regenerative Potential), 즉 재생 능력과 직결된다. 이는 단순히 기능이 저하된 장기를 수리하는 것을 넘어, 세포 단위에서 신체를 복구하고 젊음을 되찾는 핵심 수단이 된다. 줄기세포는 몸의 생명력을 회복시키고 노화의 속도를 늦추는 생명 의학의 새로운 돌파구이며, 인류의 건강 수명을 연장하는 데 결정적인 역할을 한다.

49
땀, 건강의 열쇠를 쥐다
운동과 건강의 관계

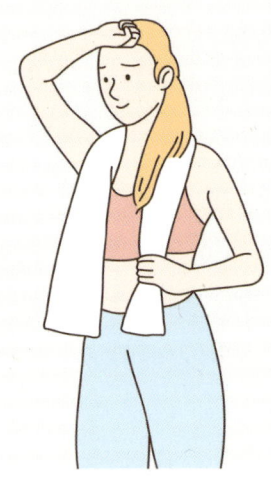

땀의 생리적 기능과 건강 효과

땀은 99%가 물이고, 나머지 1%는 나트륨, 칼륨, 마그네슘, 암모니아 등의 이온 물질로 이루어져 있다. 성분만 놓고 보면 특별할 것이 없어 보이지만, 땀은 우리 몸에서 매우 중요한 역할을 한다. 특히 체온 조절은 땀의 가장 핵심적인 기능이다. 우리 몸은 항상 약 36.5도의 체온을 유지해야 건강한 상태를 유지할 수 있다. 몸이 더워지면 땀샘에서 수분이 분비되고, 증발 과정을 통해 열이 배출되며 체온이 조절된다. 이는 우리 몸의 항상성을 유지하는 데 필수적이다.

흔히 땀을 통해 노폐물이 배출된다고 알려져 있지만, 실제로 노폐물 배출의 주된 역할은 신장이 담당한다. 땀을 통해 배출되는 노폐물은 소변에 비해 매우 적은 양이다. 그럼에도 불구하고 땀을 내는 것이 건강에 유익한 이유는, 땀 자체보다는 땀이 나는 과정에서 일어나는 신체의 긍정적인 변화에 있다.

땀을 통해 일어나는 신체 변화

운동을 통해 땀을 흘리는 과정에서 근육이 활성화되고 혈액순환이 촉진된다. 근육이 수축과 이완을 반복하면서 모세혈관이 확장되고, 혈액의 흐름이 원활해져 산소와 영양분이 온몸에 효율적으로 공급된다. 이로 인해 면역 기능이 강화되며, 특히 노년층의 경우 심혈관계 질환 예방에 긍정적인 영향을 준다.

근육이 움직이는 과정은 단순한 에너지 소비에 그치지 않고, 내부 장기에도 자극을 준다. 내장 기관이 자극되면 소화기 및 배설기관의 활동이 촉진되어 변비 예방, 신진대사 향상, 체내 노폐물 배출 개선 등의 효과를 얻을 수 있다.

또한 땀을 흘리는 동안 우리 몸에서는 엔돌핀을 비롯한 행복 호르몬이 분비된다. 이는 감정 안정, 스트레스 해소, 우울감 완화에 도움을 준다. 특히 갱년기 이후 감정 기복이 심해지는 중장년층과 정서적으로 불안한 노년층에게 운동은 자연스러운 심리 치료 역할을 하게 된다.

뇌 건강과 정신적 활력 증진

여러 연구에서 땀을 흘리는 유산소 운동이 인지 기능 개선에 효과적이라는 결과가 나왔다. 뇌로 가는 혈류량이 증가하고, 뇌 신경세포 간 연결성이 강화되면서 기억력과 집중력이 향상된다. 이는 치매 예방에도 중요한 기여를 한다.

한 예로, 몇 해 전 한 70대 노인이 심한 우울증과 무기력감으로 병원을 찾았다. 배우자의 사별 이후 집 안에만 머물며 삶의 의욕을 잃었던 그는 약물 치료에도 큰 반응을 보이지 않았다. 필자는 그에게 가벼운 운동을 권했고, 처음에는 억지로 걷기 시작했지만 매일 공원을 돌며 이마에 땀이 맺히고 어깨가 젖어갈 때마다 마음이 한결 가벼워졌다고 고백했다. 몇 달이 지나 그는 우울증에서 완전히 벗어났고, 다시 웃음을 되찾으며 건강을 회복했다. 그는 말했다. "땀을 흘리며 내가 다시 살아 있음을 느꼈습니다."

건강한 땀 흘리기의 방법

사우나 찜질방과 같은 수동적인 방법으로도 땀을 낼 수는 있지만, 근육 활성화나 면역력 강화에는 한계가 있다. 진정한 건강을 위한 땀은 신체 활동을 통해 만들어진 땀이어야 한다. 걷기, 산책, 자전거 타기, 가벼운 근력 운동 등 자신의 체력에 맞는 운동으로 땀을 흘리는 것이 가장 바람직하다.

노년층의 경우, 무리하지 않고 꾸준하게 할 수 있는 운동이 중요하다. 주 3회, 하루 30분 정도의 가벼운 유산소 운동만으로도 충분한 효과를 볼 수 있으며, 중요한 것은 꾸준히 실천하는 습관이다.

HEMR와의 연결: Regenerative Potential

땀을 흘리는 것은 HEMR 모델 중 R 항목, 즉 Regenerative Potential(재생 능력)과 깊이 연결된다. 땀은 단순히 체온을 조절하는 기능을 넘어, 신체

내부의 재생력을 자극하는 매개체가 된다. 근육과 장기, 신경계가 함께 자극을 받아 생리적 기능이 개선되며, 심리적 안정감과 활력은 뇌와 면역계에 긍정적인 신호로 작용한다. 땀을 흘리는 운동은 약물 없이도 내 몸과 마음을 복원하고 회복시키는 강력한 재생의 수단이 될 수 있다.

삶의 활력을 회복하는 땀의 가치

땀은 육체적 건강을 유지할 뿐 아니라, 삶의 의욕을 되찾고 정신적 건강을 회복하게 하는 원천이다. 젊은 노인으로서 활기찬 삶을 위해 오늘도 땀 흘리는 수고를 기꺼이 감당하자. 땀은 더 이상 단순한 노동의 부산물이 아니라, 건강과 행복을 얻는 축복의 열쇠가 된다.

50
마음의 환경이 만드는 건강과 장수의 비결
긍정적인 삶이 건강을 결정한다

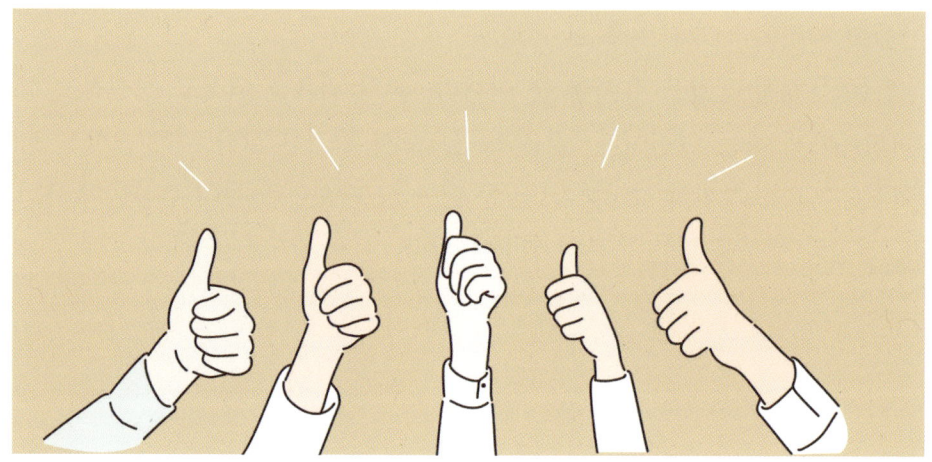

건강한 노년을 위한 마지막 조언

지금까지 논의한 주제들을 통해 노화의 과정을 늦추고 건강한 노년을 보내기 위한 다양한 의학적 접근과 방법론을 소개해 왔다. 인공 관절, 줄기세포 치료, 근골격계 질환 관리, 겨울철 고혈압 대책 등 현대 의학의 발전이 가져다준 혜택을 통해 '젊은 노인'으로서의 삶을 누릴 수 있는 방법들을 다루며, 나이가 들어도 활기차고 건강한 삶을 유지할 수 있다는 희망을 전하고자 했다.

그러나 이러한 의학적 도움도 그 효과를 온전히 발휘하기 위해서는 한 가지 중요한 전제가 필요하다. 그것은 바로 '마음의 환경'이다. 마지막으로 그간의 노인의학과 HEMR 이야기를 마무리하며, 건강과 장수의 진정한 비결이 마음의 환경에 있다는 결론을 전하고자 한다.

몸과 마음은 하나의 시스템이다

인간의 몸은 마음의 상태에 따라 그 기능이 달라진다. 스트레스가 지속되면 면역력이 저하되고, 우울한 마음은 신체의 활력을 떨어뜨린다. 반대로 긍정적인 생각과 감사하는 마음은 엔도르핀과 같은 긍정적 호르몬을 분비시켜 신체의 회복력을 높인다. 과학적으로도 마음의 상태가 자율신경계와 내분비계를 조절하며 전반적인 건강에 영향을 미친다는 사실이 입증되었다.

특히 노년기에 접어들수록 마음의 환경이 신체 건강에 미치는 영향은 더욱 커진다. 노화로 인해 신체 기능이 저하되는 것은 자연스러운 일이지만, 이를 단순히 '퇴화'나 '쇠퇴'로 받아들여 좌절감에 빠진다면 건강은 더욱 악화될 수밖에 없다. 반대로 나이 듦을 삶의 깊이와 지혜가 더해지는 시간으로 받아들이고, 새로운 도전과 배움의 기회로 여긴다면 신체 역시 이에 반응해 더욱 건강하고 활기찬 상태를 유지할 수 있다.

젊은 노인의 핵심은 태도다

지금까지 '젊은 노인'이라는 개념을 강조해 온 이유도 여기에 있다. 나이는 숫자에 불과하며, 실제로 어떤 삶을 살아가느냐는 마음먹기에 달려있다. 예를 들어, 나이가 들었다고 해서 신체 활동을 포기하거나 사회적 관계를 단절하는 것은 오히려 노화를 가속화시킨다. 반면, 끊임없이 호기심을 갖고 배우며, 새로운 사람들과의 교류를 즐기는 마음가짐은 두뇌를 젊게 유지시키고, 신체 역시 긍정적인 변화를 경험하게 된다.

실제로 긍정적인 마음가짐과 사회적 관계 유지는 치매 예방에도 큰 영향을 미친다. 외로움과 고립감은 치매 발병 위험을 높이는 주요 요인 중 하나로 꼽히지만, 반대로 가족이나 친구들과의 유대감을 유지하고, 공동체 활동에 적극적으로 참여하면 인지 기능이 유지되고 우울증도 예방할 수 있다.

HEMR와의 연결: Regenerative Potential

그동안 다양한 노인의학 주제를 다루며 의학적 솔루션들을 소개해 왔지만, 결국 그 모든 방법들이 효과를 발휘하기 위해서는 긍정적인 마음가짐이 필수적이다. 줄기세포 치료나 인공 관절 수술도 회복기에 환자의 마음 상태에 따라 결과가 달라질 수 있으며, 고혈압 관리 역시 스트레스와 마음의 평온함이 중요한 역할을 한다. 마음의 환경은 HEMR 모델의 R 항목, 즉 Regenerative Potential(재생 능력)과 직접적으로 맞닿아 있다. 우리 몸은 마음의 긍정적인 신호에 반응해 자가 회복력과 재생 능력을 증진시키며, 이는 약물이나 시술만으로는 얻을 수 없는 치유의 힘이 된다.

긍정의 힘이 만드는 건강한 인생

건강과 장수의 비결은 외부에서 찾는 것이 아니라 내면의 마음 환경에서 시작된다. 감사하는 마음, 배움에 대한 열정, 긍정적인 태도는 나이를 잊게 만들며, 신체 또한 그러한 마음의 상태에 반응해 건강을 유지하게 된다.

결론적으로 노인의학에 대한 이야기를 마무리하며, 결국 '젊은 노인'으로 살아가는 법은 마음의 환경을 어떻게 가꾸느냐에 달려있다는 결론을 전하고 싶다. 그동안 의학적인 정보와 조언을 통해 도움을 드리고자 했지만, 이제는 독자들 스스로가 자신의 마음을 어떻게 관리하고 가꿀지에 대해 생각해 보기를 바란다.

　삶은 나이가 들어도 멈추지 않는다. 오히려 깊어지고 넓어지며 새로운 가능성을 발견할 수 있는 시간이 주어진다. 그렇기에 나이 듦을 두려워하지 말고, 마음의 환경을 건강하게 가꾸며 '젊은 노인'으로서의 멋진 인생을 살아가기를 바란다.

부 록

HEMR 자가 테스트 검사지

이 설문지는 여러분의 건강 상태를 평가하기 위해 설계되었습니다. 각 문항에 대해 스스로 평가하고 점수를 매긴 후, 최종 점수를 계산하여 건강 상태를 점검해 보세요.

점수화 방식

각 문항은 5점 척도로 평가합니다.

1점: 전혀 그렇지 않다

2점: 거의 그렇지 않다

3점: 보통이다

4점: 다소 그렇다

5점: 매우 그렇다

설문을 완료한 후, 각 항목의 점수를 더한 후 결과를 해석하세요.

I. 건강 관리 수준 H: Health Management

		점수
1	균형 잡힌 식단을 유지하며, 매일 일정량의 단백질을 섭취하려 노력한다.	
2	신선한 채소와 과일을 자주 섭취하고, 가공식품의 소비를 최소화한다.	
3	건강 검진을 주기적으로 받고, 결과에 따라 필요한 건강 관리 조치를 취한다.	
4	혈압과 혈당을 정기적으로 측정하고, 정상 범위를 유지하기 위한 방법을 실천한다.	
5	하루에 2리터 이상의 물을 마셔 체내 수분 균형을 유지한다.	
6	염분 섭취를 조절하고, 나트륨을 제한하는 식단을 따른다.	
7	과도한 음주나 흡연을 피하고 건강한 생활 습관을 유지한다.	
8	장 건강을 위해 식이섬유와 유산균이 풍부한 음식을 자주 섭취한다.	
9	건강한 체중을 유지하며, 비만 예방과 관리를 위해 꾸준히 노력한다.	
10	피부 건강을 위해 충분한 수분을 섭취하고, 자외선 차단제를 사용한다.	
11	규칙적인 수면 패턴을 유지하며, 아침에 일어났을 때 상쾌함을 느낀다.	
12	면역력 강화를 위해 비타민과 미네랄을 적절히 보충한다.	
	점 수 합 계	

II. 운동 및 신체 활동 E: Exercise & Mobility | 점수

13	일주일에 최소 3번, 30분 이상 약간 땀이 나는 운동을 한다.	
14	근육 강화를 위해 주 2회 이상 근력 운동을 한다.	
15	계단을 자주 이용하고, 걷기와 같은 활동적인 습관을 실천한다.	
16	균형 감각을 향상시키기 위해 요가나 필라테스를 진행한다.	
17	유연성을 유지하기 위해 매일 스트레칭을 실천한다.	
18	하루에 8,000보 이상 걷기를 목표로 한다.	
19	올바른 자세를 유지하여 척추와 관절 건강을 지킨다.	
20	오랜 시간 앉아 있는 동안 정기적으로 일어나 움직이려고 한다.	
21	고강도 운동을 일주일에 한 번 이상 실천하여 심박수를 올린다.	
22	운동 후, 피로 회복이 빠르며, 컨디션이 빠르게 회복된다.	
23	근육량 감소를 방지하기 위해 단백질 섭취와 운동을 병행한다.	
24	신체 활동을 즐기며, 가벼운 운동이라도 꾸준히 실천한다.	
	점수 합계	

	III. 정신적 활력 M: Mental Well-being	점수
25	긍정적인 기분을 유지하려 노력하며, 하루 중 행복감을 자주 느낀다.	
26	스트레스 상황에서도 차분함을 유지하며, 마음을 진정시키는 방법을 실천한다.	
27	새로운 경험과 취미를 시도하는 것을 즐기며, 도전적인 활동에 열정을 느낀다.	
28	사회적 관계를 유지하고, 가족, 친구와 자주 대화하며, 소통한다.	
29	기도, 명상, 심호흡 등의 활동을 통해 정신적인 안정을 찾는다.	
30	우울감이나 불안감이 자주 발생하지 않으며, 평소 긍정적인 마음가짐을 유지한다.	
31	어려운 상황에서도 정신적으로 회복할 수 있는 능력이 뛰어나다.	
32	두뇌 활동을 위한 책 읽기나 문제 해결 등을 꾸준히 실천한다.	
33	과거의 후회보다는 현재와 미래에 집중하려고 한다.	
34	일상에서 작은 행복을 느끼고, 감사하는 마음을 자주 실천한다.	
35	정신 건강을 위해 전문가의 상담이나 치료를 고려할 수 있다.	
36	수면의 질이 좋으며, 아침에 일어났을 때 기분이 상쾌하다.	
	점 수 합 계	

	IV. 재생 능력 및 치료 R: Regenerative Potential	점수
37	상처가 나면 빠르게 회복되며, 피부 재생이 빠르다.	
38	감기에 잘 걸리지 않으며, 면역 체계가 튼튼하다고 느낀다.	
39	피부가 탄력 있고 주름이 쉽게 생기지 않는다.	
40	손톱과 머리카락이 건강하게 자라며, 빠르게 회복된다.	
41	관절 통증이나 근육통이 적고, 운동 후 신체 회복이 빠르다.	
42	새로운 건강 관리 기술이나 치료 방법에 관심이 많다.	
43	노화 방지를 위해 녹황색 채소, 나물, 야채를 자주 섭취한다.	
44	만성 질환이 없거나, 철저히 관리하고 있다.	
45	혈관 질환의 예방을 위해 처방약 또는 영양제를 복용한다.	
46	손발의 혈액순환이 원활하고, 차가워지지 않는다.	
47	피로 회복이 빠르며, 활력이 넘친다고 느낀다.	
48	정기적인 건강 체크업을 통해 건강 상태를 점검한다.	
49	수술 후 빠르게 회복되며, 염증 반응이 적다.	
50	맞춤형 건강 관리나 치료 방법에 대해 적극적으로 찾아보고 실천하려 한다.	
	점 수 합 계	

총 점수 계산 총 점수 = H + E + M + R

- H: 건강 관리 수준 점수 총합
- E: 운동 및 신체 활동 점수 총합
- M: 정신적 활력 점수 총합
- R: 재생 능력 및 치료 효과 점수 총합

최종 결과 해석

- 180점 이상: 매우 건강함, 노화가 잘 관리되고 있음
- 150~179점: 건강한 상태, 적절한 건강 관리 필요
- 120~149점: 건강 관리에 주의가 필요, 생활 습관 개선 필요
- 90~119점: 건강 관리에 많은 주의가 필요, 전문가 상담 고려